영유아
난청 가이드

우리 아이 난청, 이대로 괜찮을까요?

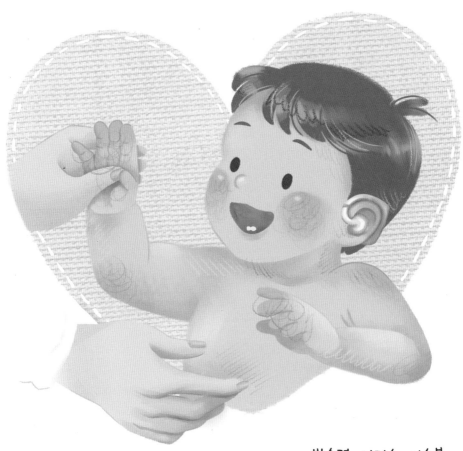

박수경 이미소 이수복
장재진 장지원 탁평곤

영유아
난청 가이드

첫째판 1쇄 인쇄 │ 2022년 05월 01일
첫째판 1쇄 발행 │ 2022년 05월 10일

지 은 이	박수경, 이미소, 이수복, 장재진, 장지원, 탁평곤
발 행 인	장주연
출 판 기 획	이성재
책 임 편 집	김수진
편 집 디 자 인	주은미
표 지 디 자 인	김재욱
일 러 스 트	신윤지
제 작 담 당	이순호
발 행 처	군자출판사(주)
	등록 제 4-139호(1991. 6. 24)
	본사 (10881) 파주출판단지 경기도 파주시 서패동 474-1(회동길 338)
	Tel. (031) 943-1888 Fax. (031) 955-9545
	홈페이지 │ www.koonja.co.kr

ISBN 979-11-5955-886-3
정가 18,000원

영유아
난청 가이드

우리 아이 난청, 이대로 괜찮을까요?

│ 저자소개 │

이비인후과 의사

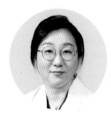

박수경

- 한림대 강남성심병원 이비인후과 교수
- 복지부 전)신생아난청조기진단사업 및
  영유아보청기 지원사업 자문 교수

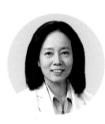

장지원

- 한림대 강남성심병원 이비인후과 교수

청각사

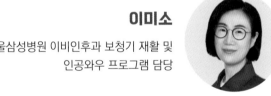

이미소

- 서울삼성병원 이비인후과 보청기 재활 및
  인공와우 프로그램 담당

탁평곤

- 우송대학교 언어치료청각재활학과 교수
- 고려대학교 안암병원 이비인후과 인공와우 프로그램 담당

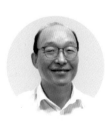

언어재활사

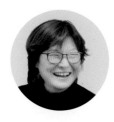

이수복
- 우송대학교 언어치료청각재활학과 교수
- 말더듬과 함께 하는 사회적 협동조합 이사

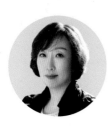

장재진
- 솔언어청각연구소장
- 우송대학교 언어치료청각재활학과 겸임교수

전문가들과 상담과 정보공유가 가능합니다.
친구를 맺으시면 가장 빠르고 정확한 정보를 얻을 수 있습니다.

- 홈페이지 ㅣ https://qhearing.modoo.at 〈소리의 놀이터〉
- 앱 ㅣ 〈소리등대〉 ▶ Google Play 에서 다운가능
- 🔲 Instagram ㅣ q_hearing

좀처럼 끝날 기미가 보이지 않는 코로나 팬데믹 국면에서도 여러 이비인후과 전문의, 청각사, 언어재활사의 노력으로 이토록 훌륭한 영유아 난청 가이드북을 편찬하게 된 것을 축하하며 노고에 감사드립니다.

선천적 난청이나 후천적 난청으로 듣기와 언어 습득에 어려움을 겪는 영유아들의 청각 재활과 언어 발달을 위한 치료 효과는, 얼마나 조기에 문제를 진단하고 얼마나 빨리 전문적인 개입이 이뤄지는가에 달려있습니다. 이를 잘하기 위해서는 전문가들의 노력만으로는 부족하며, 정부의 정책적인 뒷받침과 국민들의 관심, 기초 지식이 매우 필수적이라고 할 수 있습니다.

다행히도 약 10년 전부터 영유아 난청의 조기진단을 위해 필수적인 신생아청각선별검사를 제도화하기 위한 노력이 있어 왔고, 그 결실로 이제는 신생아의 대부분이 의료보험의 도움으로 검사를 받는 것이 일반화되고 있습니다. 그러나, 아직도 많은 부모나 가족들은 왜 이 검사가 필요하고 중요한지, 난청이 진단된 아이들을 어떻게 키워야 하는지 모르는 부분이 많고, 막상 아이가 난청으로 진단된 이후에 적절히 도움을 받을 방법을 찾는데 어려움을 겪는 일이 많습니다.

이 책은 그런 부모님들을 위한 매우 훌륭하고 방대한 정보를 자세히 담고 있으며, 전문가인 제가 보더라도 좋은 참고서 역할을 해 줄 정도의 정확한 이야기들을 이해하기 쉽게 풀어서 알려주고 있습니다.

아직 한 번도 이런 책을 출간할 시도가 없었던 차에 선의를 가지고 중요한 시도를 해 주셨고, 그 결실을 훌륭히 맺은 여러 저자 선생님들께 감사의 마음을 전하며, 모쪼록 난청 아동들의 부모와 가족들에게 큰 도움이 되기를 기원합니다.

감사합니다.

2022년 5월

대한청각학회 회장 **조 창 현**

"어머니, OO는 소리가 들리지 않습니다."
"청각장애란 말인가요?"

하늘이 무너지는 것 같았습니다. 전 믿지 않았습니다… 아니 믿고 싶지 않았습니다. 절대 저에게 일어날 일 일거라고는 생각하지도 못했던 일이 일어나고 말았습니다.

그리고 몇 개월 뒤 제 아이가 인공와우 이식 수술을 받게 되었습니다. '부모'라는 자리가 이렇게 어려운 자리인지 그 때 알게 되었습니다. 저는 모든 아이들이 건강하게 태어나 자연스럽게 잘 자라주는 줄 알았습니다.

그렇게 생각하며 살았던 저에게 청각장애를 가진 아이를 키우는 것은 마치, 이세상과 나는 다른 세상 사람인 듯 이 세상에 나 혼자인 것만 같은 느낌이 들었습니다. 이 아이를 어떻게 키워야 할지 두려움이 앞섰고, 앞으로 어떻게 해야할지 눈 앞이 깜깜했습니다. 지난날 아이가 어렸던, 그 시절 아무런 정보가 없던 시기에 청각장애 조기 발견과 조기 재활이 얼마나 중요한지 깨닫고, 최선을 다해 여기저기 정보를 찾아 다니던 때가 있었습니다.

이 책을 펼치는 순간, 처음 청각장애를 알게 된 부모님들께서 꼭 읽어 보셔야 할 책이 드디어 나왔다 생각했습니다. 제 아이가 처음 청각장애를 가졌다는 소리를 들었던 그때 그시절, 제가 필요하고 원하던 모든 내용들이 이 책에 정리 되어 있어, 책을 읽는 동안 입가에 미소가 떠나질 않았습니다. 이 책과 함께라면 저처럼 청각장애 아이를 키우는 부모님들이 더 이상 절망속에 빠져 힘들어 하지 않을 것 같다는 생각이 들었습니다.

이 책을 통해서 우리 아이들의 시선에서 바라보는 아름다운 소리 세상을 부모님들께서 함께 밝혀 주시고, 우리 아이들의 청각 골든 타임을 지켜주실 수 있기를 바래봅니다. 바다 한가운데 떠 있는 등대에 한줄기 빛처럼, 이 책이 우리 부모님들에게 그런 길잡이가 되어 줄 것을 믿어 의심치 않습니다.

앞으로 우리 아이들이 살아갈 이 세상은 더욱더 희망적이기를 기원하며 이 책이 나오기까지 애써주신 모든 집필진의 노고에 감사드립니다.

2022년 5월
(사)한국난청인교육협회 이사장 **이 지 은**

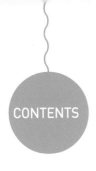

CONTENTS

난청을 예방하기 위해 임신 전,
임신 시기 관리

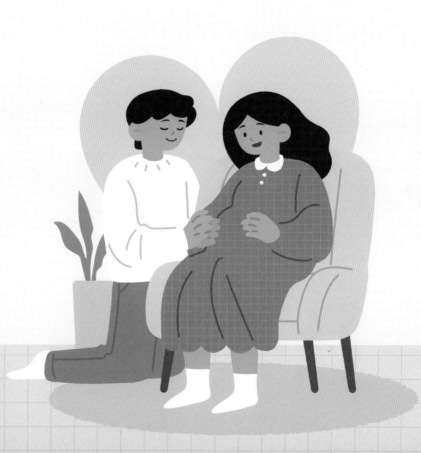

귀는 소리를 담당하는 청각기관과 평형을 담당하는 전정기관으로 이루어져 있습니다. 정상적인 청각기관의 구조와 기능은 사람이 외부의 소리를 감지할 수 있도록 해주며, 이는 신생아와 영유아의 언어 발달에 큰 영향을 끼칩니다.

귀는 그림 1-1과 같이 귓바퀴와 외이도로 이루어진 외이, 고막과 내부의 이소골 등으로 이루어진 중이, 와우달팽이관, 난형낭, 구형낭, 반고리관 등으로 이루어진 내이가 있습니다. 소리가 외이와 중이를 통해 내이의 와우로 들어오면, 와우에 연결되어 있는 청신경이 소리 신호를 뇌의 여러 부분에 전달하여 소리를 인지, 변별, 확인을 하여 언어를 받아들이고, 이를 표현할 수 있도록 도와줍니다.

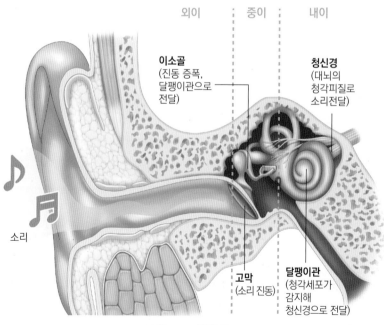

외이 　　중이 　　내이

이소골
(진동 증폭,
달팽이관으로
전달)

청신경
(대뇌의
청각피질로
소리전달)

소리

고막
(소리 진동)

달팽이관
(청각세포가
감지해
청신경으로 전달)

그림 1-1. **귀의 구조**

태아기의 청각기관 발달 순서

    청각기관의 발달은 태아기의 전반에 걸쳐서 이루어지며 특히, 임신 1분기에 주요 부분의 발달이 이루어 집니다. 각 부분에 따라 발달 과정을 살펴보면 다음과 같습니다.

    청각기능을 주로 담당하는 내이는 태생 3주경 외배엽으로부터 이판^otic placode의 형성에서부터 시작됩니다. 태생 4주경 이판이 말려 들어가서 주머니 형태의 이낭^otic cyst을 만들게 되며, 발생 5주에 이낭의 분화가 시작되어 평형을 담당하는 기관난형낭, 구형낭과 청력을 담당하는 기관와우으로 나뉘어 발생합니다. 발생 6주에는 반고리관과 와우를 찾아볼 수 있고, 와우는 회전을 시작하여 7주에는 1회전, 8주에는 1.5회전, 그리고 9~11주에 완전한 2.5회전이 됩니다. 발생 3개월 초에 막성 미로의 대부분이 나타나고, 난형낭은 발생 11~14주

사이에, 반고리관은 19~22주 사이에, 와우는 22~25주 사이에 완성됩니다. 내이를 둘러싸고 있는 뼈는 16주부터 골화가 시작되어 6~8개월 사이에 완성이 됩니다. 따라서 출생 시 내이는 이미 모양과 크기가 온전히 성장한 상태로 출생 후 더 이상 성장하지 않습니다.

귓바퀴는 태생 5주부터 9주 사이에 형성이 되어 태생 9주 정도에 귀 모양으로 완성됩니다. 외이도는 태생 4주경 제 1새열이 함몰되며 발생이 시작되고, 28주경에 외이도가 완전히 형성이 됩니다.

중이는 태생 4주에 제1인두낭이 확장되는 것으로 발생이 시작됩니다. 이소골은 5~6주경부터 모양이 만들어지기 시작해서, 발생 16주부터 30주에 걸쳐 골화가 이루어지게 됩니다. 중이강은 발생 20주경 열리기 시작하여 22주에 상고실유양동이 형성되며 출생 시에 모양이 거의 완성됩니다.

청력에 영향을 미치는 여러 요인들

비가역적인 감각신경성난청은 출생 시 발생할 수 있는 여러 이상 중에서 가장 흔한 질환 중 하나로 건강신생아는 1,000명당 4~6명의 청력저하가 발생한다고 알려져 있고, 신생아중환자실에서 치료를 받았던 신생아는 100명당 2~4명 정도에서 청력저하가 발생한다고 알려져 있습니다.

감각신경성 난청의 분류는 다양하나 일반적으로 ❶ 난청이 발현된 시기에 따라 출생 때부터 이미 나타나는 선천성 난청과 출생 후에 나타나는 후천성 난청으로 구분할 수 있고, ❷ 유전적 원인에 따라 각각 유전성과 비유전성으로 분류할 수 있습니다. 이때 선천성과 유전성 난청은 동일한 것이 아닙니다. 예를 들어 산모의 산전 풍진 감염으로 인한 감각신경성 난청은 선천성이며 비유전성인 감각신경성

난청입니다. 감각신경성 난청의 분류는 표 1-1과 같습니다.

아미노글리코시드 항생제는 태반을 통과할 수 있기 때문에 태아에게 난청을 일으킬 가능성이 있습니다. 일반적으로 약으로 인해 청력이나 평형기능의 저하가 발생하는 이독성은 태아의 발달과정 중 특정 시기에 영향을 미치는 것으로 생각되나, 어떤 약이 어떤 특정시기에 더 영향을 끼치는지는 아직 잘 알려져 있지 않습니다. 신생아는 배설능력이 크므로 아미노글리코시드 항생제의 이독성에 성인보다 덜 민감한 것으로 알려져 있으나, 오히려 미숙아의 경우 정상 신생아

표 1-1. **감각신경성 난청의 원인과 분류**

	선천성	후천성, 지연성
유전성	• **비증후군성** • **증후군성** 　예) Usher 증후군, 　　　Pendred 증후군	• **비증후군성** • **증후군성** 　예) Alport 증후군, 　　　신경섬유종증
비유전성	• **산전감염** 　– 바이러스성 　– 세균성 • **이독성 약물** • **기형유발 약물** • **대사이상** • **주산기 외상, 저산소증** • **방사능 피폭** • **미숙아**	• **염증성질환** 　– 바이러스성 　　(예: 유행성 이하선염, 미로염) 　– 세균성 　　(예: 미로염, 수막염) 　– 매독 • **이독성약물** • **외상** • **노인성 난청** • **기타 메니에르 질환, 돌발성난청, 　대사이상, 허혈성 질환, 혈액질환, 　신경학적 이상, 면역이상, 종양 등**

또는 성인보다 이독성에 더 민감한 것으로 알려져 있습니다.

임신 중 발생하는 고혈압, 부종 또는 미숙아의 기관지폐 등의 치료에 사용되는 furosemide, etozolin 등의 이뇨제는 태반을 잘 통과하여 태아에 이독성을 일으킬 수 있으며, 감각신경성난청을 일으킬 수 있다고 알려져 있습니다.

신생아에서 난청의 위험인자로서 언급되는 것은 아래와 같습니다. 난청의 가족력이 있거나 중환자실에서 5일 이상 치료 받은 경우, 교환수혈을 요할 정도의 고빌리루빈혈증, 5일 이상 아미노클리코시드 항생제를 사용한 경우, 저산소성 뇌염이 있었던 경우, ECMO 치료를 한 경우, 헤르페스, 풍진, 매독, 거대세포바이러스CMV 등의 산전 감염이 있었던 경우, 두개안면 기형이 있는 경우, 또한 생후 뇌수막염 등을 앓는 경우, 두부외상, 항암치료 등을 받았을 때 등입니다.

청력 이상을 확인하는 시기:
출생직후~3개월

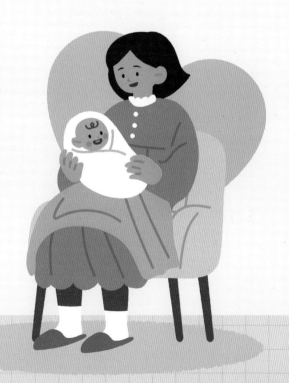

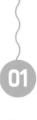

개요

소중한 아가의 탄생을 진심으로 축하드립니다. 아기가 출생하면 부모님들은 얼굴과 손과 발 등에 이상이 없는지 보시고 아이가 정상적으로 태어났다는 것에 안도하십니다. 그렇다면, 우리가 살펴보게 될 아이의 청력은 어떠할까요?

안타깝게도 청력은 얼굴이나 아기의 행동을 관찰하면서 정상 청력을 가지고 있는지 담당 의사도 알 수 없습니다. 아기가 연령에 맞는 언어 발달을 하고 정확한 발음을 배우기 위해서는 반드시 청력이 정상이어야 합니다. 그래서, 출생 후 1달 이내인 신생아 시기에 난청이 있는지 없는지를 확인하기 위해 신생아청각선별검사를 시행하게 됩니다.

왜 난청을 조기에 발견하여
치료를 해야 할까요?

언어 발달을 담당하는 '청각중추'는 달팽이관에서 나오는 청신경과 대뇌피질을 의미합니다. 이 청각중추는 출생 후 아기가 듣는 소리에 의존하여 발달하게 됩니다. 특히 출생 후 2년 동안이 청각중추 발달에 있어 매우 중요한 시기입니다. 이 시기에 난청이 있어 소리를 잘 듣지 못하면 청각중추의 발달에 지장을 초래하여 정상적인 언어 발달이 어려워집니다. 즉, 언어 발달을 담당하는 청각중추의 발달은 평생 지속되는 것이 아니라 출생 후 2세까지가 왕성하게 발달되기 때문에 이 시기에 소리를 잘 듣게 해주는 것이 중요하기에 신생아 시기에 청각선별검사를 시행하는 것입니다. 만약, 아이가 난청이 있는데 신생아청각선별검사를 하지 않았을 경우 일반적으로 난청이 발견되는 시기는 생후 약 30개월 경인데 이 때는 이미 청각중추가 상당히 발달한 후이기 때문에 이때부터 난청과 언어 발달에 대한 치료를 시행하여도 정상적인 언어 발달을 기대하기가 어려워집니다. 적절한 시기에 치료를 받지 못한 난청 아이들은 의사 소통의 어려움을 비롯해서 언어와 학습의 문제가 나타날 수 있고 사회와 가족들 역시 청각장애, 난청에 대한 이해와 양육의 어려움과 함께 치료에 따른 경제적인 부담이 가중되는 등 여러가지 문제가 생길 수 있습니다. 그러므로 가능한 조기에 난청을 발견하여 치료하는 것이 꼭 필요합니다.

난청을 조기에 진단하고 재활하기 위해 1-3-6 원칙을 국내외 지침에서 권고하고 있습니다. '1-3-6' 원칙에서 숫자는 '월령'을 의미합니다. 이는 생후 1개월 이내 모든 신생아가 신생아청각선별검사를 받고중환자실 신생아 또는 미숙아는 분만예정일로 계산한 교정연령을 기준으로 1개월 이내, 선별검사에서 어느 한 쪽 귀에 '재검refer' 판정을 받는 경우, 생후 3개월 이내 난청여부를 확진하기 위한 청성뇌간반응auditory brain response, ABR 검사를 받아야 하고 이 확진 검사에서 최종 난청으로 진단받은 경우, 생후 6개월 이내 보청기 착용과 언어평가 및 언어치료 등의 청각재활치료를 시작해야 함을 의미합니다.

신생아청각선별검사:
정상적인 언어 발달을 위한 최소한의 청력 정도를 확인하는 선별검사

신생아청각선별검사는 아기가 자연수면하는 동안 시행하는 검사로 전혀 위험하거나 힘든 검사가 아닙니다. 다만 검사 시에 아기가 깨어서 움직이면 검사를 잘 시행할 수 없기 때문에, 검사를 아기가 낮잠 자는 시간이나, 병원에 내원하기 전에 아기와 많이 놀아주시고 내원하여 검사 직전에 우유를 먹이고 푹 자는 동안 시행하는 것이 바람직합니다. 대부분 자동적으로 결과가 바로 나오는데요. 아이가 정상적인 언어 발달을 하려면 적어도 40 dB보다는 청력이 좋아야 하기 때문에 기본적으로 35 dB 소리를 들려주고 이에 대해 청신경이나 달팽이관의 반응이 정상적으로 보이면 '통과Pass'로 나오고, 반응이 잘 나오지 않는 경우는 '재검refer' 결과가 나오게 됩니다. 신생아청각선별검사는 청신경의 청력을 살펴보는 '자동청성뇌간반응automated auditory brainstem response, AABR' 이라는 검사와 달팽이관의 청력 상

태를 확인하는 '자동이음향방사 automated otoacoustic emissions, AOAE'
라는 2가지 검사가 있습니다.

●●● 건강 신생아

의학적으로 '건강 신생아'는 이름대로 건강하게 출산하여 일반
'신생아실'에 입원하고 있다가 퇴원하는 신생아와 신생아 중환자실
neonatal intensive care unit, NICU에 4일 이내로 입원한 신생아를 의미
합니다. 건강한 신생아들이 정상적인 언어 발달을 기대할 수 있는 기
준 청력인 40 dB보다 더 나쁜 청력을 가지게 되는 비율은 신생아 천
명당 4-6명 정도 입니다.

건강 신생아들은 대부분 입원 중에 검사를 시행하게 되며 두 가지
선별검사 방법 중 어느 검사방법으로 시행해도 무방합니다. 출산 후
입원기간이 매우 짧거나 자연분만의 경우, 주말에 출산하시는 경우
청각선별검사를 시행하지 못하고 퇴원할 수도 있는데, 이 경우에는
생후 28일인 신생아 시기에 이비인후과에 방문하셔서 신생아청각선
별검사를 시행해 주시면 됩니다. 생후 1달이 지나면 자연수면 시간
이 점차 짧아지고 깨어 있는 시간이 늘어나기 때문에 가능한 빨리 내
원하시는 것이 좋습니다.

국내 신생아청각선별검사는 2018년 10월부터 건강보험 적용을

받게 되어 2번까지 보험적용을 받을 수 있습니다. 입원 중에 시행할 경우는 무료로, 외래에 내원하여 시행할 경우는 약 20% 내외의 본인 부담금이 있으나 이 본인부담금도 ❶ 검사결과지아가 수첩 기재 포함, ❷ 영수증, ❸ '검사비 세부내역서'를 출생일로부터 1년 이내에 전국 보건소에 제출하면 환급해줍니다. 자세한 사항은 '신생아청각선별 검사 온라인교육사이트, www.hearingscreening.or.kr'를 참조해주세요.

●●● 중환자실에 5일 이상 입원한 신생아

중환자실에 5일 이상 입원한 신생아는 미숙아이거나 출산 시 호흡곤란 등 다른 질환을 복합적으로 가진 경우가 많습니다. 일반적으로 중환자실에 입원한 신생아들의 난청은 신생아 100명당 1-3명 정도 발생하여 건강한 신생아에 비해 10배 이상 발생률이 높습니다. 또한, 중환자실에 입원한 신생아의 경우 뇌의 저산소증으로 인해 청신경이 2차적으로 약해지는 경향이 있어 청신경의 청력을 확인하는 AABR을 이용한 신생아청각선별검사를 시행해야 하며 병원에 입원 시 검사가 양측 통과가 나와도 초등학교 입학 전까지 정기적으로 청력검사를 시행하는 것이 바람직합니다. 미숙아의 경우는 분만 예정일을 기준으로 교정한 연령으로 태생 34주 이후에서 생후 28일 사이에 검사를 시행하게 되고, 대부분 기저 질환이 호전되어 퇴원하기 직전에 검사를 시행하게 됩니다.

재검을 받을 경우 진단 검사 및 신생아청각선별검사 가이드라인

신생아청각선별검사에서 '재검refer'은 검사 당시 아기에게 들려 준 기준 소리인 35 dB 자극음에 대해 달팽이관 또는 청신경에서 반응이 잘 나오지 않은 것을 의미합니다. '재검' 결과가 나오는 가장 흔한 원인으로는 외이도에 양수나 태지가 있는 경우와 고막 안에 물이 차는 삼출성 중이염 등이 있습니다. 이러한 경우는 다른 날에 청각선별검사를 다시 시행하게 되면 '통과pass'로 나올 수 있습니다. 삼출성 중이염은 질환을 앓은 아이들 중 약 10%에서는 생후 3개월까지 지속되는 경우도 있기 때문에 이비인후과에서 고막 소견을 확인하고 임피던스 청력검사를 통해 고막 운동 정도를 파악하여 정상 고막이 되면 다시 청각선별검사를 시행할 수 있습니다.

신생아청각선별검사에서 어느 한쪽이라도 '재검' 판정을 받은 경우 이비인후과 병원에 따라 2가지 프로토콜을 이용합니다. 바로 청성뇌간반응ABR 검사를 비롯한 정밀청력검사를 시행하는 경우1단계 프로토콜와 다시 2차로 재선별검사를 시행하여 '재검' 판정을 재차 확인한 후 난청 확진을 위한 정밀청력검사를 시행하는 경우2단계 프로토콜가 있습니다. 정밀청력검사는 일반적으로 3종류의 검사가 포함됩니다. 아기의 실제 청력 정도를 측정하는 ❶ 청성뇌간반응ABR 검사와 달팽이관의 기능을 살펴보는 ❷ 이음향방사검사, 고막 상태를 파악하는 ❸ 고막운동성검사, 임피던스 청력검사가 있습니다. 추가 검사로 난청이 어느 주파수에서 발생하였는지 확인하기 위해 주파수별 청력을 측정하는 청성지속반응auditory steady-state response, ASSR 검사도 시행할 수 있습니다. 신생아청각선별검사에서 재검 판정을 받아 청성뇌간반응ABR을 비롯한 난청확진검사도 전국 보건소에서 본인부담금을 7만원까지 지원해주고 있습니다. 신생아청각선별검사와 마찬가지로 3가지(검사결과지, 영수증, 검사비 세부내역서)를 준비하셔서 가까운 보건소에서 환급을 받으시기 바랍니다.

여기서 중요한 것은 아기가 신생아청각선별검사에서 재검 판정을 받은 경우 청력을 영구적으로 회복할 수 없는 감각신경성난청이 있을 수 있기 때문에 생후 1개월 이내 재선별검사를 시행하거나 생후 3개월 이내 난청확진검사를 시행해야 한다는 것입니다. 특히, 생후 1개월이 넘어가면 아기가 깨어있는 시간이 많아 재선별검사를 시행하기 어렵기 때문에 이럴 때는 수면제를 복용하고 확진 검사를 시행할 수 있습니다.

●●● 난청 유전자 검사

선천적인 난청의 약 50%는 유전적인 원인으로 발생하고, 나머지 절반은 환경적인 요인으로 발생합니다. 유전성 난청은 난청 이외에 다른 장기의 질환과 항상 동반되어 나타나는 경우증후군형 난청와 난청만 단독으로 나타나는 경우비증후군형 난청가 있습니다. 인간의 유전

정보는 46개의 염색체22쌍의 상염색체와 1쌍의 성염색체로 구성로 이루어져 있습니다(그림 2-1). 유전자의 쌍은 한 쪽은 엄마로부터, 한 쪽은 아빠로부터 받아 이루어집니다. 가장 많은 유전성 난청은 다른 질환 없이 난청만 발생하는 비증후군형 난청입니다. 이 비증후군형 난청은 염색체에 포함된 난청 유전자의 특성에 따라 유전되는 형태가 달라지는데요. '상염색체 우성' 난청 유전자는 1쌍의 염색체 중 한 쪽만 가지고 있어도 난청이 발생하기 때문에 아빠와 엄마 중 어느 한 분이 난청이면 아기도 50%에서 난청이 발생하게 됩니다. 반면 '상염색체 열성' 난청 유전자는 염색체의 반쪽씩 가지고 있을 때는 난청으로 발현되지 않고 정상 청력을 가지는 '보인자'가 되지만, 아빠와 엄마가 동일한 열성 유전자를 모두 가지고 있고 이 유전자가 아기에게서 한

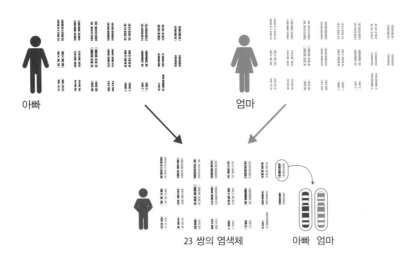

아빠

엄마

23 쌍의 염색체   아빠 엄마

그림 2-1. **아빠와 엄마의 염색체가 아기에게 유전되는 방법**

쌍의 염색체를 이루게 되면 아기만 난청으로 발생할 수 있습니다. 비증후군형 난청의 70%가 이 '상염색체 열성유전'에 해당하며 유전성 난청의 가장 많은 비율을 차지합니다. 결론적으로 아빠와 엄마는 정상 청력이어도 안타깝지만 아기만 난청이 있는 경우가 올 수 있으며 이러한 유전 패턴이 가장 많다는 것입니다.

국내에서는 2018년부터 국내 가장 흔하게 발생하는 11가지 난청 유전자 검사에 대해서 건강보험을 적용하여 시행하고 있습니다. 이 난청 유전자 검사는 신생아청각선별검사와 난청확진검사를 통해 최종적으로 난청으로 진단된 경우 그 원인을 알아보기 위해 시행하는 검사로 모든 신생아가 검사할 필요는 없습니다. 따라서 출생 직후 병원에서 다른 선별검사와 함께 난청 유전자 검사를 권유할 경우 시행하지 않는 것이 바람직합니다.

청력손실의 정의 및 종류

청력손실hearing loss은 소리를 듣는 청각 경로 중 어느 한 곳에 문제가 있어서 소리 듣기가 어려운 것을 말하고 난청이라는 용어로 흔히 사용됩니다. 이러한 난청은 정도에 따라 정상, 경도, 중도, 중고도, 고도, 심도로 나뉩니다. 여기에서 우리가 흔히 사용하는 난청難聽, hard of hearing이라는 용어와 농聾, deaf이라고 하는 용어를 혼동하기 쉬운데 그 차이점은 매우 쉽습니다. 청각적인 관점에서 20~90 dB 이상의 청력을 가지면 난청이 있다고 하고 그 중에서도 90 dB 이상이면 농deaf라고 합니다. 난청을 가진 사람을 가리켜 청각장애인 혹은 난청인이라는 용어를 사용하고 반면 수어를 사용하는 사람을 농인Deaf라고 합니다. 따라서 청각장애인은 구어나 수어를 모두 사용할 수 있고 농인Deaf는 주로 수어를 사용하는 사람들을 말합니다. 다음은 청력도에 손실의 정도로 표기한 것입니다(그림 2-2).

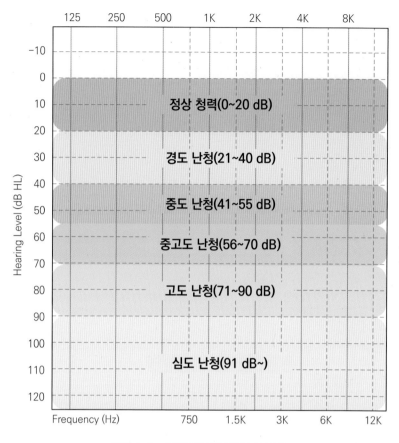

그림 2-2. **순음청력도와 청력손실 정도**

난청의 종류를 분류할 때에는 크게 난청 발생 시기와 난청 발생 위치를 중심으로 분류하게 됩니다. 먼저 난청 발생 시기에 따라 선천성과 후천성으로 구분합니다.

- 선천성은 태어날 때부터 발생하며, 원인을 찾기 어려운 경우가 많고 대부분 손실의 정도가 다양합니다.
- 후천성은 출생 후에 자라면서 어떤 질병에 걸리거나 사고로 발생할 수도 있고 서서히 악화되거나 한꺼번에 청력이 많이 떨어질 수 있습니다.
- 또한, 태어날 때에는 청력이 정상으로 태어났으나 고열과 같은 증상으로 인해 언어 발달이 되기 전인 2세 이전에 난청이 발생하면 언어 습득 전 난청prelingual이라고 하며, 2세 이후에 난청이 발생하면 언어 습득 후 난청postlingual이라고 합니다.

그리고 난청 발생 위치에 따라 전음성, 감각신경성 그리고 혼합성으로 구분합니다.

- 전음성
  소리를 전달하는 과정에서 막힘이나 손상으로 발생합니다. 그 원인으로는 중이염, 고막 손상, 선천성 진주종, 이경화증, 고실경화증 등이 있습니다. 손실은 대부분 중고도까지 나타나며, 약물치료, 수술, 보청기 착용으로 청력 회복이 가능합니다.

- 감각/신경성
  달팽이관이나 청신경의 손상, 유전, 감염성 질병, 이독성 물질, 임신 중이나 분만과정에서의 청각기관의 손상, 미숙아

합병증 등으로 발생합니다. 주로 영구적 손실로 치료가 거의 불가능합니다. 보장구^{보청기, 인공와우} 착용으로 청력 보상을 할 수 있습니다. 아동일 경우 언어재활이나 중재법이 필요합니다.

- **혼합성**

  주로 전음성과 감각/신경성이 함께 발생하는 청력손실을 말합니다.

이 외에도 갑작스럽게 난청이 온 것을 돌발성 난청이라 하고 난청이 서서히 진행하는 것을 진행성 난청이라고 합니다. 또한 난청의 원인이 유전자 결함이나 변이에 의해 발생한 것을 유전성 난청이라 하고 유전자와 상관없이 난청이 나타난 것을 비유전성 난청이라고 합니다.

청력손실의 고위험군

신생아 1,000명당 1~3명에게서 고도 난청 이상의 청력 손실이 발생합니다. 주로 난청이 나타날 수 있는 고위험군 요인으로는 난청 가족력이 있거나 5일 이상의 신생아중환자실 치료를 받았고, 교환수혈을 요할 정도의 고빌리루빈혈증이 있거나 5일 이상의 아미노글리코시드 항생제를 사용한 경우, 저산소증, 자궁내 감염herpes, rubella, syphilis, toxoplasmosis, CMV, 두개안면기형, 세균성 뇌수막염, 외상 등이 있습니다. 2018년부터 우리나라에서는 전신생아청각선별검사가 시행되어 청력손실을 발견하면, 최소한 생후 1~2년 이내에 되도록 빨리 보장구보청기, 인공와우를 착용하도록 하고 동시에 청능 및 언어 재활 등이 이루어지도록 권고하고 있습니다.

Q&A
자주하는 질문과 답변

Q | 난청 발견 시 가족력이 없는데도
난청이 발생된 이유는 무엇인가요?

A | 유전적인 원인에서는 상염색체 열성 유전이 가장 흔하기 때문입니다. 즉, 엄마, 아빠는 보인자로 난청 유전자를 가지고 있어서 실제로 난청은 없으시지만, 아이가 엄마와 아빠의 동일한 상염색체 열성 유전자를 가지고 한 쌍의 상염색체를 구성한 경우 아이는 선천적 또는 지연적인 난청이 발생하게 됩니다. 환경적인 측면에서는 엄마가 태중에 자궁내 감염^{풍진, 거대세포바이러스 등}이 되어 아기에게 영향을 미치거나, 출생 후 난청에 영향을 주면서 중환자실에 입원할 정도의 질환을 가진 경우 난청이 후천적으로 발생할 수 있습니다. 그러므로, 아이와 부모님 모두 난청유전자 검사를 받아 보시거나, 임신을 계획 중이시면 감염을 예방하기 위한 백신접종을 하시고 임신 중이실 때는 추가 감

염이 되지 않도록 주의하시는 것이 좋겠습니다.

Q 신생아청각선별검사에 처음에는 통과pass했다가 다시 시행한 검사에서는 재검refer 받았는데요. 신생아청각선별검사는 신뢰할 만한 검사인가요?

A 신생아청각선별검사 2가지 모두 민감도난청이 있는 아기를 잘 발견하는 비율와 특이도정상 청력 아기를 잘 발견하는 비율가 90%가 넘는 신뢰할 만한 검사입니다. 그러나, 신생아청각선별검사는 검사 당시 아기가 정상적인 언어 발달을 위해 최소한으로 요구되는 35 dB AABR 기준 소리를 잘 듣는지를 확인하는 검사입니다. 질문하신 검사에서 처음에는 통과pass 했다가 다시 시행한 검사에서 재검refer을 받으셨다고 하셨는데요. 청각선별검사를 언제 어떤 검사방법으로 시행하셨는지에 따라 결과가 다르게 나올 수 있습니다. 가령, 같은 날에 동일한 검사방법AABR으로 시행하셨을 경우 아기의 청력이 35 dB 근처경계성 청력저하, borderline hearing loss 여서 어떤 때는 통과로 어떤 때는 재검으로 나올 수 있습니다. 이 경우 실제 아기가 난청이 있다면 낮은 주파수를 못 듣는 것인지 높은 주파수대를 못 듣는 것인지 등을 알아보기 위한 정밀청력검사를 시행해보아야 합니다. 만약, 다른 날에 동일한 검사로 시행하였는데 위와 같은 결과가 나왔다면 삼출성 중이염 등이 생긴 경우인지 확인해보아야 하며 이비인후과에서

고막을 비롯한 진찰과 추가 검사를 하는 것이 필요할 수 있습니다.

신생아청각선별검사는 난청을 최종 진단하는 확진검사가 아닙니다. 아래의 경우 청력저하가 있지만 '통과'로 나오는 '위음성'(실제 난청이 있으나 통과로 나와 청력이 양호하다고 판정하는 경우)을 보일 수 있습니다.

첫째, 평균 청력이 35 dB보다 좋지만 특정 주파수에서 난청이 있는 경우(특히 0.5~2 kHz의 중간주파수에서 난청이 있으나 평균만 측정하는 AABR로 선별검사를 시행한 경우)

둘째, 청신경병증이나 거대세포 바이러스 감염으로 처음에는 청력이 양호하였으나 점차 나빠지는 경우

셋째, 선천적으로 전정도수관확장증(Enlarge Vestibular Aqueduct Syndrome, EVAS; 전정도수관은 내이와 두개강을 연결하는 가는 관으로 내림프관과 내림프낭이 정상보다 크기가 커져 내림프낭에서 청각기관과 평형기관쪽으로 내림프가 역류하여 난청이 발생하는 질환)에서는 전정수도관의 확장 정도와 내이의 압력변화에 따라 난청의 정도가 달라지는 경우 또는 중이염이 있어 변동성 난청이 발생하는 경우

넷째, 신생아청각선별검사의 기준 청력이 AABR보다 낮은 25 dB인 AOAE로 1차 신생아청각선별검사를 시행하고, 2차 청각 선별검사로 보다 높은 기준 청력35 dB을 가진 AABR로 시행한 경우실제 청력이 25-35 dB 범위의 정도의 난청을 가진 경우

다섯째, 청신경 또는 청각 뇌의 병변에 의한 난청후미로성 난청, 달팽이관 이후의 청각기관에 문제가 있는 난청이 있는데 달팽이관의 상 태를 확인하는 AOAE로 신생아청각선별검사를 시행한 경우

여섯째, 자동화된 신생아청각선별검사 기기로 3회 이상 반복하 여 검사를 시행하는 경우(자동화된 검사기기는 3회 이상 반복 하여 시행할 경우 기기의 오류로 드물게 통과로 나올 수 있음)

Q 신생아청각선별검사만으로는 아이가 어느 정도 듣는지를 알 수 없나요?

A 신생아청각선별검사는 아이의 실제 청력을 측정하는 확진검사 가 아닙니다. 정상적인 언어 발달을 위해서는 적어도 40 dB보 다 청력이 좋아야 하며 이를 확인하기 위해 각 선별기기의 기준 청력AOAE의 경우 25-35 dB, AABR의 경우 35 dB보다 잘 듣는지 여부 만 알 수 있는 검사입니다. 즉, 아이가 AABR로 청각선별검사를 시행하여 양측 통과 판정을 받았다면, 검사 당시 아이의 양측

청력은 35 dB보다 좋다는 것으로 실제 아이의 청력은 0~35 dB 사이의 청력임을 알 수 있습니다. 결론적으로, 신생아청각선별검사로 아이가 언어 발달을 위해 양호한 청력을 가지고 있음을 알 수 있으나 실제 청력 정도를 알 수 있는 역치가장 작은 소리를 들을 수 있는 소리의 강도, dB 자체를 알 수는 없습니다.

Q | 난청이 좋아질 수는 없나요?

A | 난청은 치료를 통해 좋아질 수 없는 영구적인 난청과 좋아질 수 있는 비영구적인 난청으로 구분할 수 있습니다. 영구적인 난청은 달팽이관에서 소리를 인지하는 유모세포가 기능을 하지 않거나 청신경 자체가 기능이 저하된 감각신경성 난청으로, 이때 치료는 남아 있는 청신경을 이용하여 소리를 증폭하여 듣게 하는 보청기와 달팽이관에 소리를 인지하는 전극 임플란트를 삽입해주는 인공와우이식수술이 있습니다.

비영구적인 난청은 주로 중이나 이소골에 문제가 있어 잘 듣지 못하는 경우로 유소아에게 흔하게 발생하는 중이염이 있습니다. 이 경우 약물치료나 수술을 통해 중이의 병변을 치료하면 대부분 청력이 정상으로 호전됩니다. 청신경병증, 전정도수관확장증, 돌발성 난청, 일부 유전성 난청 등의 감각신경성 난청일 경우에는 변동성 청력저하를 보이기 때문에 치료를 시행하여 청력이 좋아지는 경우가 있을 수 있습니다. 그러므로, 아이의 난청의 원인이 무엇인지를 정밀검사를 통해 잘 확인하시는 것이 좋겠습니다.

Q | **아이가 난청으로 진단받았습니다. 너무 두렵고 어떻게 해야할지 모르겠습니다. 앞으로 어떻게 아이를 치료하고 교육하면 될까요?**

A | 아이가 듣는 것이 어렵다고 하여 걱정이 많으시지요? 아이가 난청이라는 것을 처음 알았을 때 부모님께서 느끼시는 감정은 당혹감, 죄책감, 분노, 현실 부정, 스트레스 등으로 아주 다양합니다. 특히 부모님이 아이의 난청을 이해하는 과정은 충격과 두려움, 슬픔의 시간이라고 할 수 있으며, 기간의 차이는 있으나 모든 부모님이 겪고 느끼는 과정입니다. 특히, 상실감과 함께 슬픔을 느끼게 되는데 감정 상태가 사람마다 다를 수 있기 때문에 이에 대한 이해의 부족이 부부 또는 가족의 불화로 이어질 수도 있습니다. 더구나 죄책감은 모든 부모님이 느끼시는 감정으로, 아이가 난청이 있다는 사실을 좀 더 빨리 발견하지 못한 것에 집착하시는 경우도 있습니다.

간혹 일부 부모님들은 아이가 난청이 있다는 사실에 화가 나시고, 분노의 감정을 느끼실 수 있습니다. 이러한 감정은 자신뿐 아니라 다른 가족들에게도 고통을 안겨줄 수 있습니다.

의사도 영유아 자녀분이 난청이라고 말하는 것은 매우 어려운 일입니다. 부모나 가족들은 의식적이든 무의식적이든 아이의 난청 진단을 의사로부터 듣게 되는 이러한 사실을 부정하려 하지만 만약 부모가 아이의 상태나 현실을 계속 부정한다면 아이의 정상적인 성장과 발달이 그만큼 지연되고 방해가 됩니다. 언제까지 걱정만 하고 있을 수는 없습니다. 때때로 부모님이 이미 청각장애인이거나 난청이 있는 경우 아이가 난청으로 진단받았다 하더라도 조기에 치료하면 정상에 가까운 언어 발달이 가능하고 해당 원인과 치료법을 찾을 수 있기 때문에 오히려 안도감을 느끼시면서 보다 적극적으로 치료에 임하시기도 합니다.

난청이 있는 아이들에게 용기를 주기 위해 부모님의 태도가 가장 중요합니다. 특히 아이가 난청이 있다는 진단을 받는 순간 마치 혼자 고립되어 있는 듯한 느낌을 가지기 쉬운데 이 때 주변 사람들의 도움이 효과적일 수 있습니다. 이비인후과 전문의 선생님이나 난청아를 전문으로 하는 언어재활사를 비롯하여 난청이 있는 사람이나 난청이 있는 아이를 둔 부모와의 만남과 난청 관련 모임인 인터넷 카페의 후기 등을 보시면 아이의 난청을 이해하고 받아들이는 데 도움이 될 수 있습니다. 단, 인터넷에 나와있는 정보를 모두 섣불리 믿지 마시고 정확한 정보인지 반드시 전문가와 상의하셔야 합니다.

보청기 착용을 시작하는 시기 :
3 ~ 6개월

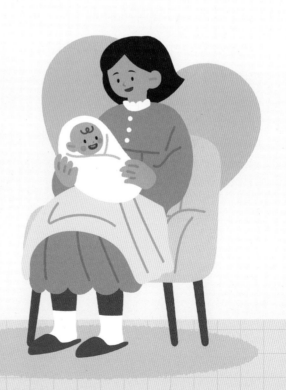

정상적인 청각 발달 및 체크리스트

신생아청각선별검사에서 통과가 나왔다 할지라도 성장하면서 청력 손실이 나타날 수 있습니다. 따라서 부모들은 우리 아동이 정상적인 청각 발달을 하고 있는지 유심히 체크해 보시는 것이 좋습니다. 다음 표 3-1은 0~36개월까지 아동의 듣기 발달 체크리스트를 정리한 것입니다. 각 연령대에 해당하는 발달을 하지 않았다면 의사에게 진찰을 받아보시는 것이 좋습니다.

표 3-1. 아동의 듣기 발달 체크리스트

0-3개월	• 엄마/아빠 목소리에 반응을 보여요 • 주변 큰 소리에 반응을 해요
4-6개월	• 조용한 상황에서 소리나는 방향으로 고개를 돌리거나 쳐다봐요 • 목소리 크기나 감정의 변화를 인지하고 반응을 해요 • 소리 나는 장난감들을 가지고 놀아요 • '아', '오' 등 옹알이하면서 자기 목소리를 모니터해요 • 큰 소리에 놀라거나 무서워해요
6-12개월	• 이름을 부르면 쳐다보거나 반응을 해요 • 친숙한 사람들의 목소리를 구별하기 시작해요 • 주변 환경음(TV 소리, 장난감 소리, 벨소리 등)에 반응해요 • 자주하는 간단한 단어(우유, 밥, 친숙한 장난감 이름, 인사말 등)를 듣고 반응해요 • 자주하는 간단한 지시("이리와", "손 주세요", "맘마 먹자" 등)에 반응해요 • 말로 표현하거나 손으로 가리키는 것을 쳐다봐요
12-18개월	• 일상에서 자주하는 간단한 예-아니오 질문(배고파? 쉬할까? 등)을 듣고 반응해요 • 간단한 질문(이게 뭐야?, 사랑해요 등)을 듣고 사물을 가리키거나 행동을 해요 • 눈, 코, 입 등 친숙한 신체 부위에 대한 질문을 듣고 가리킬 수 있어요 • 손뼉치기와 같은 소리를 이용한 놀이를 좋아해요 • 간단한 단어나 일상의 표현을 듣고 이해하고 말로 표현할 수 있어요
18-24개월	• 동사를 포함한 간단한 지시(밥 먹자, 신발 신자, 옷 입고 가자 등)를 듣고 이해하고 반응해요 • 동화책을 읽어 주면 집중해 들으면서 좋아해요
24-36개월	• 말로 하는 대부분의 지시를 듣고 이해하고 행동할 수 있어요 • 간단한 의사소통 상호작용이 가능해요 • 동화책의 간단한 줄거리를 듣고 이해할 수 있어요 • 짧은 줄거리를 이해할 수 있어요 • 단순한 질문에 대답하고 질문할 수 있어요

정상적인 언어 및 신체, 정서 발달 체크리스트

●●● 신체 발달

3~6개월 아가들은 잠만 자고 누워만 있던 이전 시기에 비해서 대근육 사용이 조금 더 원활해져 팔다리나 몸통을 사용해서 운동이 가능합니다. 이 시기의 소근육 활동은 손을 이용한 활동 즉 뻗기, 잡기, 놓기, 흔들기, 돌리기 등이 대부분입니다. 출생 후 약 12주가 되면 스스로 잡기가 가능해집니다.

젖을 먹으며 엄마의 눈을 응시하는 거리인 약 20 cm 거리의 사람과 두 눈을 가장 잘 맞출 수 있습니다. 움직이거나 명암이 뚜렷한 사물부터 먼저 변별하기 시작합니다. 처음에 아기들은 주의를 기울인 자극들만을 명확하게 지각할 수 있으며 색깔 있는 물체나 움직이는 사물을 보면 능동적, 선택적으로 주의를 기울일 수 있습니다. 아이는 물체의 형태가 바뀌거나 움직이는 물체에 더 관심을 보입니다. 사람의 얼굴을 오랫동안 들여다 볼 수 있으며, 3개월 정도만 되어도 얼굴에 대한 도식이 형성되어 친숙한 사람 혹은 낯선 사람을 구별할 수 있습니다.

청각은 매우 일찍부터 발달하며 소리의 강도에 따라 민감한 반응을 보이는데 크고 센 소리에는 긴장하는 모습을 보이며 심장박동이 빨라집니다. 맛에 따라 얼굴 표정을 달리 하거나 때로는 거부하기도 해서 모유에서 분유로 변화를 시도할 때 거부하는 아이들을 흔히 볼 수 있습니다. 처음에는 반응이 둔하게 보이기도 하나 촉각 발달이 점차적으로 이루어져 안아주고 쓰다듬어 주면, 아이들은 심리적 안정감을 얻기도 합니다.

●●● 언어 인지 발달

건청 영아의 언어는 태어나면서 시작됩니다. 태어나면서부터 울음을 통해 자신의 욕구를 표현하며, 이러한 울음이 의사소통의 수단이 됩니다. 울음으로 시작된 발성행동은 시간이 지날수록 빠르게 모습이 달라지고 의미를 포함하게 됩니다. 발성행동은 전의도적 발성으로 시작해서 의도적인 발성으로 진전이 되고 영아의 말과 음운 발달의 기초가 됩니다.

아기들은 부모의 목소리를 구별하고 말소리의 억양에 대한 이해가 가능하며 아기들은 태어나면서부터 필요로 하는 모든 것^{배고픔, 불편함, 피곤함 등}을 울음으로 대신해서 표현할 수 있습니다.

이미 2개월 정도부터 아기들은 울음을 필요에 따라 다르게 사용하기 시작하고 3개월에 접어들면서 쿠잉^{cooing}이 나타납니다. 이 소리는 목 뒤에서 나오는 'ㄱ'이나 'ㅋ'소리를 길게 발성하는 것처럼 들립니다. 때때로 어른들이 '우리 아기가 투레질을 하는 걸 보니 비가 올 모양이네'하고 말하는 소리, 즉 입술을 떨면서 '부르르르'하는 소리를 내기도 합니다.

3개월 정도의 아가들은 '엄마가 다가온다-나를 안아준다'나 '젖병을 들었다-분유를 타준다'와 같은 순환되는 행동이나 반복을 이해하게 됩니다. 그래서 엄마가 가까이 다가갔을 때 발을 구르며 좋아한다거나, 젖병을 드는 부모를 보면서 입을 다시는 등의 반응이 보입니다. 정상 청력을 가진 아기들은 6개월 이전에 청각적 인식과 주의력이 발달되기 시작합니다.

아기들은 무슨 의미인지 알 수 없는 소리를 내며 옹알이를 시작합니다. 간혹 아주 오랫동안 큰 소리로 열심히 중얼거리는 일도 있습니다. 아기들이 행복감을 느끼거나 만족할 때 내는 소리는 마치 긴 모음소리를 내는 것처럼 들립니다.

2-3개월이 되면 말소리의 가장 초보적 형태인 옹알이cooing를 시작합니다. 주로 구강의 뒷쪽에서 산출되는 소리들이며 그렁거리는 소리를 내며 /우/와 같은 후설모음이 많이 들립니다. 4~6개월이 되면 입술을 떨어 소리내는 투레질과 같은 다양한 음성놀이vocal play를 하게 되고, 모음 수준의 반복하는 다양한 소리를 만들어내며 마찰음까지 다양한 발성을 합니다. 자신의 목소리를 가지고 놀기도 하고 소리가 나는 쪽으로 돌아보기도 합니다.

이 시기에 아기들의 생성하는 말소리의 특성은 반복되는 음절, 지속적인 마찰음과 혀를 진동시키는 것 같은 발음, 우우 하는 반복적인 짧은 모음 그리고 다양한 발성 형태를 보이게 됩니다.

건청 영아들의 청지각력은 생후 6개월 동안 모국어에 없는 음소들도 변별할 수 있는 범언어적 능력을 보이다가 이후에는 모국어에 해당하는 음소들로 조정됩니다. 그러나 심도 이상의 청력손실로 보청기를 착용한 영아들은 초기발성부터 지체되거나 결함을 보입니다.

●●● 정서 발달

아기들은 후각적인 안정감을 느끼며 양육자와의 상호 작용을 시작할 수 있습니다. 아기들은 자신의 감정을 표현하는 데 한계가 있습니다. 원하는 것이 있거나 싫어하는 감정이 생길 때 울음으로 많은 것을 해결하려고 합니다. 처음에는 울음 소리가 크지 않지만 아이가 성장함에 따라 점점 울음소리는 커지고 다독거려도 잘 되지 않는 경우도 많습니다. 초보 부모들은 아이의 감정을 제대로 이해하지 못하는 경우가 많아서 아이의 울음 앞에서 어떻게 해야할지 몰라 안절부절하는 모습을 많이 보이게 됩니다.

3개월에 가까워지면서 배가 고프거나 피곤할 때, 졸릴 때 그리고 기저귀가 불편할 때 아이들은 울음으로 자신의 불편함을 호소합니다. 기분 좋을 때는 배냇웃음을 짓기도 합니다. 아주 복잡한 상태는 아니지만 자신의 감정을 표정으로 드러내기 시작합니다.

03

영유아 청력검사

신생아청각선별검사에서 어느 한 쪽 귀라도 '재검' 판정을 받은 경우 원칙적으로 "생후 3개월 이내" 실제 아이의 청력 점수인 청력 역치를 측정하기 위한 포괄적인 청각검사를 시행해야 합니다. 난청을 진단하고 그 원인 부위를 진단하기 위해서는 기본적으로 고막을 진찰하고 중이염 등을 확인하기 위한 ❶ 고막운동성검사, 달팽이관의 상태를 확인하기 위한 ❷ 유발이음향방사, 청력 역치를 측정하기 위한 ❸ 청성뇌간반응ABR 역치검사, 또는 ❹ 청성지속반응검사ASSR를 시행합니다. 병원 여건과 의사 선생님의 재량에 따라 1~3번까지 3가지 검사를 기본적으로 시행하며, 1~4까지 4가지 검사를 동시에 시행하기도 합니다.

그 외에 중이에 있는 등골근의 기능을 통해 간접적으로 청력을 살펴보기 위한 '등골근반사' 검사와 생후 3개월 이후에 내원한 경우 연령에 따라 '행동반응검사'를 추가로 시행할 수 있으며, 만 3세 이후에는 수면제 복용없이 어른처럼 헤드폰을 쓰고 검사하는 순음청력검사 pure tone audiometry를 우선적으로 시행해 볼 수 있습니다.

미국, 영국 등의 나라에서는 영유아 보청기를 권고하는 기준으로 20 dB를 사용하고 있지만, 국내에서 통상적으로 반드시 영유아 보청기를 착용해야 한다고 인정하는 청력 기준은 40 dB입니다. 20-39 dB의 청력을 가진 영유아는 정기적인 청력검사로 난청이 진행하는지를 확인하고 아이의 언어 발달을 고려하여 보청기를 선택합니다. 영유아의 최종적인 난청의 진단은 한 번의 정밀청력검사로 진단하지 않으며 적어도 다른 시기에 시행한 2번 이상의 포괄적인 청력검사를 통해 진단합니다. 즉, 2번 이상 시행한 포괄적인 청력검사에서 일관성 있게두 검사의 청력 역치가 10 dB 이내 차이를 보이는 경우를 의미합니다 양측 40 dB 이상의 영구적인 난청대부분 감각신경성 난청입니다을 보이면 담당 의사 선생님은 보청기 착용을 권고하게 되며 가능한 생후 6개월 이내 보청기 착용을 시작해야 정상적인 언어 발달을 기대할 수 있습니다. 너무 어리다고 보청기 착용을 미루게 되면 그만큼 뇌에 도달하는 소리가 적어지게 되기 때문에 청각과 언어 발달을 담당하는 뇌 발달이 저하된다는 것을 잊지 마십시오. 양측 난청 진단이 확실하다면 보청기 착용은 빠를수록 좋습니다.

그럼, 신생아청각선별검사에서 '재검' 판정을 받은 경우 생후 6개월까지 시행할 수 있는 청력검사를 살펴보겠습니다.

●●● 고막운동성검사Tympanometry

고막운동성검사는 병원에서는 일반적으로 '임피던스 청력검사'로 불리기도 합니다. 이어폰처럼 아이의 외이도 크기에 맞는 이어팁을 꽂고 외이도에 압력 변화를 주어 고막이 잘 움직이는지 측정하는 검사입니다. 이 검사로 중이염, 고막 천공 등의 중이나 고막의 상태를 알 수 있습니다. 간혹, 외이도에 귀지나 태지가 많이 있거나, 외이도가 매우 좁은 경우 검사가 어려울 수 있습니다.

●●● 이음향방사검사Otoacoustic emissions, OAE

이음향방사검사는 달팽이관의 청각기능을 평가하는 청력 검사입니다. 정상적인 달팽이관은 소리 자극이 있을 때 달팽이관의 외유모세포에서 일종의 메아리 소리를 발생하게 되는데요. 이를 '이음향방사'라고 하며 이 방사음이 유발되면 달팽이관이 정상적으로 기능하고 있음을 의미합니다. 소리 자극의 종류와 자극을 주는 방법에 따라 병원에서는 일과성음 유발이음향검사Transiently evoked otoacoustic emissions, TEOAE 또는 변조이음향방사검사Distortion product otoacoustic emissions, DPOAE를 시행하구요. 이 두 가지 이음향방사검사의 알고리즘을 자동화하여 신생아청각선별검사로 이용하기도 합니다.

정밀청력검사로 시행하는 이음향방사검사가 선별검사와 다른 점은 선별검사에서는 25~35 dB보다 좋을 때는 '통과', 혹은 'pass'로 나오고 25~35 dB보다 나쁠 때는 '재검'으로 나오는 반면, 확진검사에서의 이음향방사검사에서는(특히 DPOAE 검사) 결과 그래프를 통해 1~6 kHz 범위의 주파수별로 달팽이관의 기능이 정상인지 비정상인지를 파악할 수 있다는 것입니다. 이음향 방사 검사의 그래프 결과와 청성뇌간반응ABR과 청성지속반응ASSR 검사의 평균 또는 주파수별 청력 역치와 비교하여 아이의 청력 상태를 종합적으로 진단하게 됩니다.

●●● 청성뇌간반응검사 Auditory brainstem response, ABR

가장 중요하고 최종 난청여부를 진단할 때 기준이 되는 정밀청력검사로 아이의 실제 청력 역치가장 작은 소리를 인지하는 소리의 강도, dB 수치를 의미를 측정하는 검사입니다. 이 검사는 소리 자극을 주고 청신경이 뇌로 들어는 입구인 뇌간brainstem에서 발생하는 뇌파를 측정하여 청력을 평가하는 검사방법으로 가장 신뢰성이 높은 표준 검사입니다.

신생아청각선별검사인 AABR과의 차이점은 AABR은 아이가 35

dB 소리를 듣는지 여부만 판정하는 반면, 정밀청력검사인 ABR 검사에서는 아이에게 각 귀마다 90 dB의 소리부터 10 dB까지의 소리를 들려주고 뇌파를 보면서 어느 dB까지 뇌파가 나타나는지를 통해 아이의 청력 역치를 측정하는 검사로 대략 1~2시간 내외의 검사시간이 소요됩니다. 즉, 검사 시간이 충분하고 아이가 움직이지 않아야 하기 때문에 일반적으로 아기용 수면제를 복용하고 시행합니다. 최근에는 주변 소음과 움직임을 파악하여 이를 제외시키는 알고리즘을 이용한 ABR 기기가 출시되어 일부 병원에서는 영아기에 수면제 복용없이 ABR 검사를 시행하기도 합니다.

●●● 청성지속반응검사 Auditory steady-state response, ASSR

청성지속반응, ASSR 검사는 소리 자극을 주고 대뇌인 청각피질에서 발생하는 뇌파를 측정하는 검사방법으로, 대부분 양쪽 동시에 검사가 가능하고 ABR에서는 90 dB까지만 측정하지만 ASSR은 120 dB까지 측정하며 주파수 별로 청력 역치를 알 수 있는 정밀청력검사입니다.

아이가 난청이 있는 경우 궁극적으로는 보청기 착용을 해야 합니다. 어느 주파수를 얼마나 잘 듣고 있는지를 알아야 아이가 편안하게 들을 수 있도록 보청기의 프로그램을 주파수별로 조정할 수 있습니다. 따라서 주파수별로 청력을 측정할 수 있는 ASSR 검사는 아직 말을 하지 못하는 난청 영유아에게서 보청기 처방을 위해 청력을 측정할 수 있는 매우 유용한 검사입니다.

●●● 등골근반사검사 Stapedial reflex test

정상적인 귀는 주변에서 큰 소리가 나면 귀를 보호하기 위해 고막 안의 등골이라는 이소골 뼈에 붙어 있는 등골근을 수축하여 고막이 심하게 진동하지 않도록 하여 큰 소리가 내이로 들어가는 것을 방해하는 반사작용이 작동합니다. 이를 '등골근 반사'라고 합니다. 이 등골근반사는 이소골, 청신경, 뇌간, 안면신경 등의 신경경로로 구성되며 외이도의 뼈가 성숙해지는 생후 4개월 이후에 검사가 가능합니다.

정상 청력을 가진 경우라면 정상적인 등골근 반사가 나타나게 되고, 난청이 있을 경우 더 큰 소리를 주어야 등골근 반사가 나타나게 됩니다. 특히 청력 역치가 75 dB 이상의 감각신경성 난청이 있는 경우 90%에서 등골근 반사가 나타나지 않기 때문에 이 검사를 통해 심한 난청이 있는지 여부를 대략적으로 알 수 있습니다.

일부 신생아청각선별검사에서 재검 판정을 받았지만 사정이 있어 생후 6개월이 지나 병원에 방문하시는 경우에는 위의 정밀청력검사뿐만 아니라 아이의 연령에 따라 아래 검사들을 더불어 시행할 수 있습니다.

●●● 행동청력검사 Behavioral audiological assessment

행동청력검사는 말 그대로 소리 자극에 따른 아이의 행동을 관찰하여 소리를 듣는지 여부를 평가하는 검사입니다. 방음이 되는 방에 엄마와 같이 아이가 들어가서 검사를 시행하게 되는데요. 스피커에서 소리 자극을 주고 아이의 행동을 관찰하거나 놀이를 접목하여 검사를 아래와 같이 시행하게 됩니다.

(1) 행동관찰검사 Behavioral observation audiometry; BOA

아이가 생후 6개월 전후의 발달 수준일 때 시행하는 검사로 소리에 대해 아이가 젖빨기를 멈추거나 깜짝 놀라기, 눈을 크게 뜨기, 조용해지기 등의 행동 반응을 관찰하여 청력 정도를 평가합니다. 이 검사에서 보이는 반응이 소리에 대해 특화된 반응이 아니고 습관적 행위일 수도 있고 관찰자의 의견이 개입될 수 있기 때문에 이 검사만으로 청력 역치를 정량적으로 측정할 수는 없으며 대개 참고 자료로 사용합니다.

(2) 시각강화청력검사 Visual reinforcement audiometry, VRA

시각강화청력검사는 생후 6개월에서 24개월 이하의 소아에게 이용하는 검사로, 소리를 들려주고 아이가 소리 나는 쪽으로 고개를 돌리거나 쳐다볼 때 빛을 깜박거리거나 장난감이 움직이도록 소리 반응 행동에 대한 보상을 제공하여 반응 행위를 강화하는 청력 검사입니다. 이 검사방법으로 청력 역치 측정이 가능하며 스피커 대신 이어폰 같은 이어팁ear tip을 이용하여 시행할 수도 있습니다.

(3) 유희청력검사 Conditional play auidiometry: CPA

유희청력검사는 24개월 이상 5세까지의 유아에게서 시행할 수 있는 검사입니다. 소리를 들려주고 아이에게 소리가 들리면 장난감을 하나씩 고리에 끼우게 하거나 블록은 통에 넣게 하는 등의 놀이를 통해 청력검사를 시행합니다. 이 검사로 아이의 청력 역치를 측정할 수 있으며 성인 수준의 청력 역치 결과를 기대할 수 있습니다.

●●● 순음청력검사 Pure tone audiometry: PTA

5세 이상이 되면 헤드폰을 착용하고 소리가 들리면 버튼을 누르는 방식의 순음청력검사를 시행할 수 있으며 3세 혹은 더 어린 연령부터 시도해 볼 수 있습니다. 순음청력검사는 청력검사 중 청력 역치를 측정하는 기본적이고 중요한 검사입니다. 250 Hz 저주파수에서 8000 Hz의 고주파수까지 검사가 가능하며, 아이의 관심도와 집중력에 따라 모두 진행할 수도 있고 중요한 중간 주파수1~2 kHz들만 시행할 수도 있습니다.

대부분의 선진국에서는 초등학교 입학하기 전에 모든 아이들이 취학 전 순음청력검사를 시행하여 신생아 이후 발생한 난청을 진단하여 초등학교 생활에 어려움이 없도록 보청기, 언어치료 등의 청각재활치료를 시행하도록 하고 있습니다. 아이가 초등학교 입학 전 모든 주파수의 소리들을 잘 듣고 있는지 여부를 확인하기 위해 가까운 이비인후과에 방문하여 순음청력검사를 시행하는 것을 추천합니다.

영유아 보청기의
종류와 특징

●●● 영유아 보청기 선택 및 관리 방법

신생아청각선별검사를 통해 난청 사실을 확인하고, 진단 검사를 통해 양쪽 귀에 40 dB 이상의 난청이 있다고 밝혀지면 의사들로부터 보청기 사용을 권유받게 됩니다. 그러면 부모들은 무엇부터 해야 할지를 몰라 무척 당황스러울 때가 있습니다. 그래서 이번 장에서는 우리 아기에게 적합한 보청기를 선택하는 방법과 보청기 사용 시 관리하는 방법에 대해 설명하도록 하겠습니다.

(1) 보청기 선택 방법

우리 아기에게 적합한 보청기를 선택해주기 위해서는 무엇보다도, 영유아 전문 청각사를 찾는 것이 좋습니다. 그 이유는 0~6개월

된 아기들이 착용하는 보청기 소리가 너무 작으면 소리 반응이 없고, 반대로 소리가 너무 크면 시끄러움을 느낄 수 있기 때문입니다. 이처럼 우리 아기들에게 적합한 보청기 출력을 설정해주는 것이 중요한데 이를 위해서는 주관적 검사와 객관적 검사를 통해 정확한 난청의 정도 및 형태를 파악하는 것이 필요합니다. 특히, 영유아 전문 청각사는 영유아 청력 검사를 실시하고 판독해 본 경험이 많고, 모든 형태의 증폭 시스템 즉 보청기, FM 시스템, 중이 임플란트 그리고 인공와우에 대한 지식들을 가지고 있습니다. 영유아에게 보청기를 처방하고 관리를 해 본 경험이 있고 또한 보청기를 선택하고 보청기 효과를 평가할 수 있는 검사 장비를 갖추고 있는 청각사를 찾아가는 것이 중요합니다.

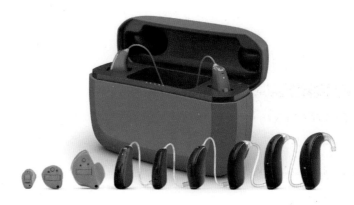

그림 3-1. **다양한 보청기의 형태**

둘째, 보청기 가격을 고려해야 합니다. 국가에서 지원해주는 급여용 보청기의 경우 가격고시제에 따라 회사에서 제공하는 보청기 가격이 다양합니다. 대략적으로 한 쪽당 110만원 가량으로 가격이 책정되어 있습니다. 난청으로 진단되었지만 60 dB 이하로 청각 장애 진단을 받지 못할 경우에는 자비로 보청기를 구입해야 합니다. 주로 보청기 제조사들마다 보청기 성능에 따라 보청기 가격을 다르게 공급하고 있기 때문에 굳이 최고로 비싼 보청기를 선택하려고 하지 말고 영유아 아동의 말지각 발달에 꼭 필요한 성능을 보유하고 있는 보청기를 선택하는 것이 바람직합니다. 통상적으로 보청기 한 쪽당 비용은 30~120만원에서부터 300~400만원대의 고가의 보청기도 있습니다. 추후에 인공와우를 고려하고 있는 아동이라면 수술하기 전까지 보청기가 필요하므로 보청기 임대를 해서 사용해보는 방법도 생각해 볼 수 있습니다. 반대로 보청기를 계속 사용해야 하는 경중도 난청 아동의 경우에는 소음 감소 기능, FM 시스템과의 호환성, 방향성 기능 그리고 다중 메모리 기능을 가진 8채널 이상의 다채널 디지털 보청기를 선택하면 됩니다. 가끔 영유아 아동의 말지각 상태는 전혀 고려하지 않고 무조건 최고 사양의 제일 비싼 가격의 보청기를 사용하는 것이 좋다고 생각해서 보청기를 선택하는 경우가 있는데 이것은 바람직하지 않습니다. 이 시기에는 아동의 말지각 발달 상태를 고려해가면서 영유아 전문 청각사와 상의한 후 보청기를 선택하는 것이 바람직합니다.

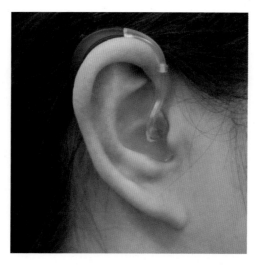

그림 3-2. **이어몰드에 연결된 귀걸이형 보청기 삽입형태**

셋째, 보청기 형태를 고려해야 합니다(그림 3-1). 귀걸이형 보청기를 선택할 경우 소리가 귓 속으로 잘 전달될 수 있도록 이어몰드를 제작을 해야 하는데 이어몰드가 귓속에서 안전하면서도 잘 고정될 수 있도록 하기 위해 영유아의 경우에는 부드러운 재질로 제작해야 합니다(그림 3-2). 그리고 외이도가 너무 빨리 성장을 해서 보청기에서 삐하는 피드백 소리가 심하게 날 때에는 3개월 주기로 교체를 해 주는 것이 좋습니다. 때로는 피드백을 줄이기 위해 이어 몰드에 보호크림 otoform 혹은 otoease을 발라주면 효과를 볼 수도 있습니다. 그리고 보청기가 아동의 귀에 잘 고정될 수 있도록 다양한 장치들을 사용할 수도 있습니다.

예를 들어, 허기스huggies, 양면 테이프, 헤드 밴드, 그리고 얇은 천으로 만든 모자 등을 이용하여 보청기가 귀에서 떨어지지 않도록 하는 것이 중요합니다. 아동이 성장함에 따라 손 근육 발달이 미세해 지면, 아동 귀에 부착되어 있는 보청기를 이물질로 생각하여 계속해서 보청기를 잡아 빼는 습관이 형성될 수 있으므로 가능한 한 보청기를 빨리 착용해주어 보청기가 영유아의 신체 일부분으로 인식하게 하는 것이 중요합니다.

넷째, 보청기 출력이 적합한지를 파악해야 합니다. 출력을 확인하는 방법은 3가지가 있습니다. ❶ 보청기를 착용한 상태에서 작은 소리를 얼마나 들을 수 있는지를 평가하는 음장 검사sound field입니다. 이것은 0~6개월 사이의 영유아들에게는 신뢰할 만한 결과를 얻을 수 없기 때문에 실제로 임상 현장에서 활용하기는 어렵습니다. 그렇다고 해서 시도조차 하지 않는 것은 바람직하지 않습니다. 몇 주에 걸쳐 청능 훈련을 한 후 음장 검사를 실시하면 나름 신뢰할 만한 결과를 얻을 수도 있습니다. ❷ 보청기를 귀에 착용 시킨 상태에서 효과를 평가하는 실이 측정real ear measurement을 실시하여 목표 출력과 귀에서 측정한 실제 출력 값과의 차이를 구해서 보청기 출력을 확인해 보는 방법이 있습니다. 이 경우에는 영유아들의 반응을 반드시 필요로 하는 것이 아니고 객관적으로 측정할 수 있는 방법이기 때문에 많은 청각사들이 이 방법을 활용하여 영유아들의 보청기 효과를 평가하고 있습니다. 하지만 이러한 실이 측정을 하기 위해서는 고가의 실이 측정 장비가 필요합니다. 또한 전문적으로 실이 측정 방법에 대해서도 능숙해야 하기 때문에 보청기를 선택하려고 할 때에는 이런 장비 및 평가 능력을 갖춘 청능사를 찾아가는 것이 바람직합니다.

❸ 영유아들이 보청기를 착용한 상태에서 듣기 기술을 평가하는 방법입니다. 말소리와 환경음을 들려주고 아동이 반응은 잘 하는지 그리고 의사소통 발달은 연령에 맞게 이루어지고 있는지 평가해 보는 것인데 이러한 평가를 할 때에는 먼저 아이들의 반응에 대한 부모들의 피드백을 참고로 해서 청능사와 언어재활사 그리고 의료진이 공동으로 평가한 후 종합적 판단에 따라 아동에게 제시되는 보청기 출력이 적합함을 확인해 볼 수 있습니다.

05

보청기 관리 방법과
적응을 돕는 방법

보청기는 아기들이 듣고 말하는 능력을 발달시키는 데 매우 중요합니다. 그러므로 신생아청각선별검사를 통해 난청이 있다는 사실을 확인하고 보청기를 착용한 후부터 아기들이 깨어 있는 동안 항상 착용하고 있게 하는 것이 중요한데 불행하게도 이 시기의 아기들은 수시로 보청기를 빼는 일이 많습니다. 따라서 이번 장에서는 상황에 맞게 보청기를 착용해주는 방법과 보청기 관리하는 방법에 대해 알아보도록 하겠습니다.

아기가 보청기로 소리를 듣는지 아닌지를 파악하기란 어려울 수 있습니다. 그러므로 아기가 보청기로 소리를 잘 듣고 있는지를 파악하기 위해 부모들은 청음기를 통해 매일 매일 보청기 상태를 점검해 보아야 합니다. 청음기가 없더라도 귀에 보청기를 대보아서 작동여

부를 음향적으로 판단해 볼 수 있습니다. 외형적 상태도 확인하여 외이도에 삽입되는 몰드가 깨끗한지, 보청기와 연결되는 튜브가 찢어지지는 않았는지를 살펴봅니다. 이와 같은 일은 아기가 커서 보청기 소리에 대한 피드백을 말해줄 수 있는 나이가 될 때까지 계속해 주어야 합니다. 따라서 보청기를 구입하는 날에 청각사로부터 보청기 점검하는 방법과 관리하는 방법에 대한 직접 시연을 통해 자세히 설명을 듣는 것이 필요합니다.

6개월 이전의 아기들은 대부분의 시간을 누워있기 마련입니다. 이럴 경우 보청기에서는 '삐~~'하는 피드백 소리가 날 수 있습니다. 이는 아기의 귀가 너무 작아서 보청기와 맞지 않기 때문입니다. 또한 이 연령대의 아기들은 잠을 자거나 우유을 먹을 때 엄마의 품 속에 있기 때문에 피드백이 발생할 수 있습니다. 이럴 경우 적합한 윤활제를 이어몰드에 발라주거나 혹은 새로 귓본을 제작하여 이어몰드를 교체해 줌으로써 피드백 문제를 해결할 수 있습니다.

부모들은 보청기를 착용한 아기들과 가능한 한 즐거운 시간을 많이 보내는 것이 좋습니다. 만약 아기가 보청기 착용하는 것을 일상적인 일로 받아들인다면 아기가 하루 종일 보청기를 착용하는 데 도움이 될 것입니다. 만약 하루 중 몇 시간 동안만 아기가 보청기를 착용해야 한다면 가능한 한 아기와 말하거나 노래하면서 놀아줄 수 있는 여유로운 시간에 보청기를 착용하게 하는 것이 좋고 주변에 소음이 없는 조용한 곳을 선택해야 하며 텔레비전과 라디오를 꺼놓은 상태에서 아기와 시간을 갖는 것이 중요합니다. 또한 아기를 안을 때 보청기를 착용한 귀가 엄마의 품에 닿지 않게 하고 보청기에서 '삐~~' 하는 소리가 나지 않게 아기를 안아주어야 합니다.

아기가 잠을 잘 때에는 편하게 잘 수 있도록 보청기를 빼주는 것이 좋습니다. 하지만 잠자는 동안 보청기를 착용해주어도 아기에게 해가 되지는 않습니다. 어린이집에서 낮잠을 짧게 자는 아이들의 경우에는 보청기를 채운 상태에서 재우셔도 무리는 없습니다. 단, 아기가 잘 때 머리를 뒤로 눕히면 보청기에서 피드백이 날 수 있습니다. 이 소리로 인해 부모나 아기 모두 불편함을 느낄 수도 있습니다. 만약 아기가 보청기를 착용한 채로 잠들기 시작하면 보청기를 귀에 꽂아 둔 채로 전원을 끄거나 아니면 보청기를 빼주는 것이 좋습니다. 아기를 재울 때 보청기를 끄거나 아니면 미리 귀에서 보청기를 빼 주는 것도 좋은 방법입니다.

아기가 모유를 먹는 동안 엄마의 품에 안겨 있게 되므로 보청기 한 쪽 혹은 양 쪽에서 피드백이 발생할 수 있습니다. 그러므로 아기에게 모유를 먹일 때 피드백이 나지 않는 방법을 찾아서 아기를 안아주는 것이 중요합니다. 그렇지 않으면 모유를 먹이는 동안에는 보청기 양쪽 모두를 끄기 보다는 한 쪽만 끄고 다른 한쪽은 켜 놓아서 계속해서 소리를 듣게 하는 것이 중요합니다. 그리고 모유를 다 먹은 후에도 아기가 계속해서 깨어 있다면 보청기를 다시 켜 주는 것을 잊지 말아야 합니다. 그리고 아기를 목욕시킬 때에는 보청기가 물기에

닿으면 안 되기 때문에 보청기를 빼 두는 것이 좋습니다.

　아기는 피곤할 때 보청기를 착용하지 않으려 거부하기도 합니다. 이 때 부모가 너무 큰소리로 말을 하게 되면 안 됩니다. 부모가 고함 치듯 말하게 되면 말의 선명성을 떨어뜨릴 수가 있습니다. 다른 사람과 대화하듯이 편안한 목소리로 말을 하는 것이 좋습니다. 또한 아이가 반응하지 않는다고 느낀다면 크게 소리를 지르지 말고 아기의 가까이에서 말을 하십시오. 그러면 부모의 목소리를 더 크게 들어서 부모의 말을 더 쉽고 더 빠르게 알아 들을 수 있습니다. 설령 부모의 목소리를 이해할 수 없더라도, 부모를 보는 것만으로도 아기는 더 편안함을 느낄 수 있을 것입니다. 그리고 아기를 세워서 안아주십시오. 아기를 안아주게 되면 피드백이 덜 날 수도 있습니다.

　아기들이 보청기를 눌러서 꺼버리는 경우도 많습니다. 아기들은 6개월이 되면 손으로 더 많은 일을 하고자 합니다. 즉 손을 이용하여 세상을 더 많이 탐구하고자 하기 때문입니다. 그래서 손을 이용하여 양말과 신발을 벗는 것이 재미있다는 것을 아는 것처럼, 손을 이용하여 보청기를 끄는 것이 재미있다고 느낄 수 있습니다. 어떤 아기들은 보청기를 입에 넣는 경우도 있습니다. 만약 아기가 계속해서 보청기를 빼내어 버리면 소리가 편하지 않아서 그럴 수 있으니 보청기 조절을 받는 것이 필요합니다. 혹은 보청기를 계속해서 꺼 버린다면 15분 동안 보청기를 숨긴 다음에 보청기 착용을 시도해 보는 것이 좋습니다. 그러면 아기가 보청기 끄는 것에 흥미를 잃고 더 이상 보청기 끄는 것을 멈출 수 있습니다. 최근 출시된 유소아 전용 보청기에는 안전 잠금 장치들이 있어 기기를 아동이 끄는 것을 방지할 수 있습니다. 구강기 시기의 아기들은 손을 이용하여 보청기 건전지를 집어 삼키는 일이 발생할 수도 있으므로 건전지 관리에 있어 특별히 조심해야 합니다. 그리고 보청기 이어몰드, 보청기 본체를 씹지 않도록 주의해야 합니다. 입으로 물어 침으로 인해 보청기가 작동하지 않으면 회사에 수리를 의뢰해야 합니다.

06

초기 재활의 방법과
필요한 이유

아이들은 보통 3개월 정도면 청각장애를 확진받게 됩니다. 나의 가장 사랑스러운 아이가 청각장애를 진단받았을 때의 놀라움과 슬픔 그리고 당황스러움은 말로 표현하기 어려울 정도일 것입니다.

청각장애를 확진받으면 청각장애의 원인이나 청각적 변동을 살펴보기 위해서 정기적인 병원 진료와 함께 보청기 착용을 권유받게 됩니다. 보청기로 재활이 가능한 경중도난청은 물론 청력 상태가 나빠서 인공와우 수술 고려 대상자인 고심도난청 아이들도 처음에는 보청기 착용을 하게 됩니다. 처음에는 귀보다 큰 보청기를 착용해야 한다는 부담감과 안타까움으로 몇 번이나 망설이게 되기도 하지만 아이를 가장 잘 듣게 하고 청각적 언어적인 발달을 이끌어내는 힘은 우선 '잘 듣게 만들어야 한다'는 것입니다.

청각장애 유아의 경우 초기 말소리 전단계를 경험하기가 어려워서 청각적 정보의 어려움이 나타나게 됩니다. 하지만 6개월 정도까지는 정상청력을 가진 영유아와 발성에는 큰 차이가 없습니다. 청각재활 현장의 많은 부모님들이 옹알이에는 크게 차이가 느껴지지 않는다는 말씀으로 혹시 검사상에 문제가 있었던 것은 아닌지 그동안 혹시 청각이 좋아지지는 않았는지에 대한 희망을 가지기도 합니다.

하지만 보청기와 같은 보장구를 끼지 않으면, 일반적으로 5~6개월 이후부터 옹알이가 줄어들거나 옹알이 발달 단계에 따라 자음이 섞이는 형태의 옹알이가 나오지 않게 됩니다. 풍부한 청각적 정보를 듣지 못하고, 다른 사람들의 말소리를 왜곡해서 들을 가능성이 높기 때문입니다. 옹알이가 발달하지 않다보니 말 발달이나 조음 발달에도 영향을 끼치게 됩니다. 청각장애로 인해서 정확한 자음이나 모음 소리가 변별되어 전달되지 않는 말소리는 아기의 언어 발달에 도움이 되지 않습니다. 막연한 기대심리를 가지고 아기의 청력상태를 계속 확인만 하는 태도도 적절하지 않습니다. 병원 검사를 다르게 받아볼 수 있겠지만 '듣는 것 같다'는 느낌만으로 아기의 보청기 착용을 미루지 말아야 합니다.

우선 처음 보청기를 착용한 아기들은 착용 시간에 주의를 기울이면서 보청기를 잘 착용할 수 있도록 격려하는 것이 필요합니다. 아침마다 아기가 보청기를 처음 착용하는 시간이 무엇보다 가장 중요합니다. "나는 이 보청기가 참 고마워. 네가 잘 듣도록 도와주니까"라는 마음을 가지고 보청기를 끼워주셔야 합니다. 혹은 일부러 아기에게 이야기하면서 끼우셔도 좋습니다. 마음은 안타깝고 때로는 아기에게 미안한 마음도 크겠지만, 부모가 행복하게 끼워주지 않으면 아이도 행복하지 않을 것입니다. 아기는 불안하고 복잡한 부모의 마음을 누구보다도 잘 느낍니다. 따라서 의도적으로라도 보청기를 끼울 때 부모의 걱정보다 격려하는 마음이 전달되어야 합니다.

둘째, 아이들에게 소리 자극을 줄 때 아기의 눈에 보이지 않는 위치에서 소리를 주고 그 반응을 살피는 활동은 매우 중요합니다 auditory only. 시각적 자극을 되도록 배제하고 청각적인 자극을 주어야 한다는 것입니다. 아이가 누워있다면 앞이 아니라 옆쪽이나 다른 쪽에서, 아이를 안고 있다면 아이의 시선이 닿지 않는 쪽에서 악기 소리나 다른 소리를 주고 반응하도록 유도합니다. 6개월 이전 아이들은 소리에 대한 즉각적 반응으로 '소리나는 방향으로 뒤돌아보기'보다 오히려 눈이 커지거나 손발을 펴는 형태이거나 먹던 우유를 멈추는 것과 같은 짧은 반응이 나타납니다. 이 반응은 순간적으로 일어나는 것이고 아기들마다 다른 양상으로 나타나기 때문에 아기에게 관심을 기울이지 않으면 놓치기 쉽습니다. 소리가 난 다음에 즉각적으로 아동의 반응을 잘 살피는 것이 꼭 필요한 이유입니다.

의도치 않은 소리가 발생했을 때 특히 중요합니다. 의도치 않은 소리가 나는 순간, 아이에게 온 정신을 집중해서 아이의 소리 반응을 관찰해야 합니다. 갑자기 아빠가 들어오면서 초인종을 누른다거나 믹서기 돌리는 소리가 났다거나 밖에서 소방차가 움직이는 큰 소리가 났을 때와 같이 의도치 않은 소리가 났을 때 바로 아기에게 눈을 돌리는 것이 필요합니다.

셋째, 아이에게 소리 반응에 대한 반응을 우선적으로 살펴보기 위해서는 모든 소리보다 청각적 자극을 우선해서 제공해야 합니다 listening first. 딸랑이 소리를 들려준다고 눈 앞에서 딸랑이를 흔들면 의미가 없다는 뜻입니다. 되도록이면 장난감이나 물건을 보여주기 전에 소리를 먼저 들려주는 것이 좋습니다. 소리를 먼저 들려주어 아기가 관심을 보이면, 장난감이나 물건을 보여주어서 아기들의 관심을 환기시키는 것입니다. 이렇게 부모가 소리에 대한 자극을 원칙으로 하면, 아기들도 소리에 대한 반응이 좀 더 원활해집니다. 3개월 전에는 기본적으로 이러한 소리에 대한 원칙을 가지고 아이에 대한 재활의 관점을 세우는 것만으로도 충분합니다. 아직은 모든 것이 힘들고 불안하실 것입니다.

3개월도 되지 않은 아기들에게 보청기를 착용해야 한다는 것에 대한 부담감보다 아이의 정상적인 언어 발달, 더 나아가 뇌발달에 도움이 되지 않을 수 있다는 생각에 좀 더 초점을 맞추어야 합니다. 또한, 언어가 발달되지 못한다는 것은 아이의 인지나 사회성에도 영향을 줄 수 있다는 점을 기억해야 합니다. 따라서 지금 부모의 혼란스러운 마음보다도 아기의 발달을 위해서 가족들이 어떻게 노력해야 하는지 생각하고 의논하셔야 합니다. 아기의 청력 상태가 나쁘고 인공와우를 해야하는 청력이라는 이야기를 들으셨어도 막상 보청기를 착용했을 때 청각적 반응은 다를 수 있습니다. 실제로 재활 현장에서는 ABR 검사 결과에서 '반응없음'이 나오더라도, 소리 반응이 좋은 아이들이 꽤 많습니다. 따라서 보청기 착용과 듣기에 대한 확신을 가지는 것부터 시작하셔야 합니다.

국가 영유아 보청기
지원 안내

연령이 3세 미만인 청력저하가 있는 영유아는 청력 저하 정도에 따라 아래 2가지 지원 정책을 이용하여 보청기 구입비를 지원받을 수 있습니다.

●●● 국민건강보험공단 청각장애인 등록을 통한
　　보청기 지원

공단 청각장애인 등록은 국민건강보험법 시행규칙과 장애인 보장구 보험 기준에 의거하여 국가에서 관리하고 있습니다. 특히 2015년 11월 15일건강보험 청각장애인 및 2016년 1월 1일의료급여 청각장애인 부로 고시가 개정되면서 이전 보청기 급여 지원액이 기존 34만원에서

131만원으로 대폭 상향되었습니다. 이후 청각장애인 보청기 급여 지원 액수가 폭증하면서 좋은 정책 방향임에도 불구하고 부정 수급 등의 가능성이 문제가 되면서 2019년부터 보청기 검수 제도가 강화되고, 국가에서 급여 보청기를 따로 관리하여 가격고시제를 시행하게 되었습니다. 또한, 2020년 7월부터 지원액 131만원 중 처음 구입시에는 보청기 제품 자체에 대해 최대 91만원과 초기 보청기 적합관리비로 20만원을 지원^{총 111만원}하고 이후 4년동안 연간 5만원씩 적합관리비로 지원하여 총 20만원 나누어 지원하는 구입 이후 보청기 관리를 강조하는 보청기 지원 정책으로 변화하였습니다.

지원대상은 연령과 관계없이 양측 청력 역치가 모두 60 dB 이상이거나, 한 귀의 청력 역치가 80 dB 이상, 다른 귀의 청력 역치가 40 dB 이상인 경우에는 국가 장애인 등록이 가능합니다. 국민건강보험공단에 공단용 장애진단서, 검사결과지, 외래진료기록지를 제출하시면 '복지카드'를 발급받게 되고 보청기 착용 후 1개월이 지나 공단용 검수확인서를 해당 병원에서 발급받아 공단에 제출하시면 됩니다.

●●● 보건복지부 영유아 보청기 지원사업 신청

지원 대상은 기준 중위소득 180% 이하 가구의 만 3세 미만 영유아^{36개월 미만}이거나 다자녀^{2명 이상} 가구의 영유아는 소득수준에 상관없이 지원받을 수 있습니다. 기준 청력 정도는 국가 청각장애인 등록이 불가한 양측성 난청으로 청력이 좋은 귀의 평균 청력 역치가 40에서 59 dB인 경우입니다. 단, 청력역치가 60 dB 이상이어도 국민건강보험공단 청각장애 등록 신청 시 특정 사유로 '불가' 판정을 받은 경우 판정서 제출 시 예외적으로 지원받을 수 있습니다.

이때 연령의 기준은 주민등록 주소지 관할보건소에 신청일을 기준으로 하므로, 3세 생일이 임박한 경우는 먼저 거주지 보건소에 신청을 하고 이후 6개월 이내 청력검사와 보청기 구입을 하시는 것이 좋습니다. 이때 제출하실 청력검사는 청성뇌간반응ABR 또는 청성지속반응ASSR을 최소 1달 이상의 간격을 두고 2회 이상 시행해야 하며, 두 검사의 역치가 10 dB 이하인 경우 인정을 받습니다. 이중 적어도 1번은 ABR 검사여야 합니다. 또한 ABR을 포함한 확진검사비는 7만 원까지 본인부담금을 지원하고 있어 보건소에서 검사비와 보청기를 함께 지원받을 수 있습니다. 보청기는 신청일 기준 6개월 전후에 구입하실 수 있으며, 해당 병원 또는 가까운 보청기 센터에서 구입하시고 진단받은 병원에서 관리를 받으실 때 양측 262만원까지 지원받습니다.

자세한 사항은 아래 포스터와 리플렛과 해마다 업데이트되는 온라인교육사이트(www.hearingscreening.or.kr)의 '국가사업안내'와 '영유아 보청기 Q&A'를 참조해주세요(그림 3-3, 3-4).

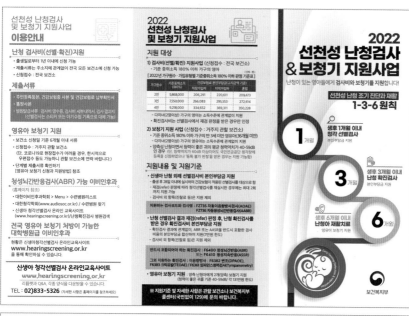

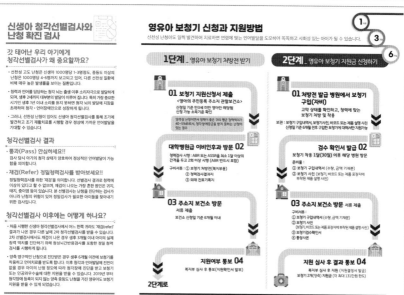

그림 3-3. 보건복지부 난청지원사업 리플렛(신생아청각선별검사온라인교육사이트 제공)

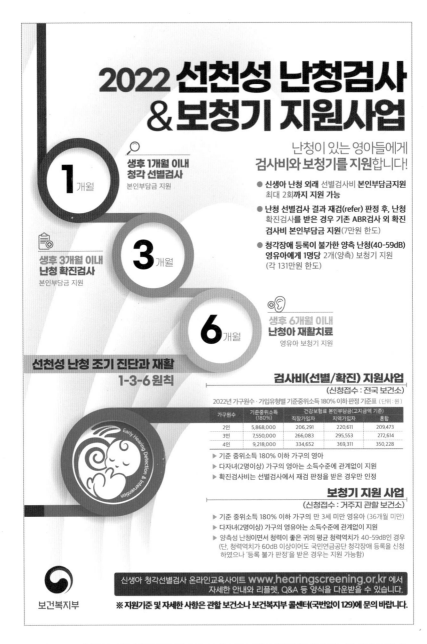

그림 3-4. **보건복지부 난청지원사업 포스터**(신생아청각선별검사온라인교육사이트 제공)

두 보청기 지원정책 특징을 아래에 표로 정리하였습니다. 보시고 해당되는 곳에 신청하셔서 지원받으시기를 바랍니다2022년 3월 기준. 보청기 지원을 받아 가능한 빨리 보청기 착용을 시작해야 우리 아이가 여느 또래처럼 정확한 발음으로 단어와 문장을 듣고 말할 수 있습니다.

	보건복지부 영유아 보청기 지원사업	국민건강보험공단 청각장애인 등록
연령 기준	만 3세 미만(3세 생일 전날까지) * 기준시점: 주민등록 주소지 　관할보건소 신청일 기준	제한 없음 (단, 양측 보청기는 19세 미만까지)
청력 기준	청각장애인 등록이 되지 않으면서 청력이 좋은 귀를 기준으로 40-59 dB의 양측 난청 (단, 공단 장애인 신청에서 불가 판정을 받은 경우 60 dB 이상도 인정)	두 귀의 청력 저하가 각각 60 dB 이상이거나, 한 귀의 청력 저하가 80 dB 이상, 다른 귀의 청력 저하가 40 dB 이상인 경우 * 중증: 두 귀의 청력 저하가 각각 80 dB 이상인 경우 * 경증: 그 밖의 경우
지원 하는 보청기	제한 없음	국가에서 정한 급여 보청기 구매시에만 지원(총 307개 등록됨, 2021년 기준)
소득 기준	기준 중위소득 180% 이하 가구의 자녀 또는 다자녀(2명이상) 가구의 영유아는 소득수준에 관계없이 지원	건강보험적용과 의료급여로 나누어서 본인부담금의 차이가 있음
지원 금액	양측 각 최대 131만원	1) 초기 구매시점: 111만원 　(보청기 최대지원금액: 91만원, 초기 적합관리비: 20만원) 2) 이후 4년동안 20만원 지원(1년마다 5만원씩)
서류 제출 장소	주소지 보건소	국민건강보험공단 (의료급여 가구는 주민센터)
추후 보청기 추가지원	없음	5년마다 재지원 가능
비고	선별검사비 및 확진검사비(최대 7만원)에 대한 본인부담금 지원(전국 보건소)	경증/중증별 추가 장애인 지원 프로그램이 있음

Q&A

자주하는 질문과 답변

Q | **OAE, ABR, ASSR 검사가 의미하는 것이**
각각 무엇인가요?

A | OAE는 이음향방사검사Otoacoustic emissions, OAE로 달팽이관의 청각기능을 평가하는 청력검사입니다. ABR은 청성뇌간반응 Auditory brainstem response, ABR 검사로 가장 표준이 되는 청력 검사이며 청력 역치, 일종의 청력 점수를 측정할 수 있는 검사 방법입니다. 청신경이 뇌로 들어가는 입구인 뇌간brainstem에서 소리에 대해 발생하는 뇌파를 측정하는 검사이지요. ASSR은 청 성지속반응Auditory steady-state response, ASSR 검사로 소리를 들 려주고 대뇌인 청각피질에서 발생하는 뇌파를 측정하는 검사 로 주파수별 청력 점수를 측정할 수 있으며, 110 dB까지 측정 가능하여 ABR에서 측정하지 못하는 남아있는 청력상태를 알아 볼 수 있습니다. 즉, 3가지 검사는 검사하는 부위가 다르고, 각

각의 장단점이 있기 때문에 일반적으로 정밀청력검사를 시행할 때는 이 3가지 검사를 모두 시행합니다.

Q **병원마다 청력검사 결과가 다르게 나올 경우 어떻게 판독해야 하고 어떻게 결정해야 할까요? 또한, 병원마다 의사의 견해가 다를 때는 어떻게 해야 하나요?**

A 보호자분이 1주일 간격으로 모든 병원을 방문하셨는지, 몇 달 간격을 두고 병원에 방문하셨는지, 모두 동일한 검사를 하셨는지에 따라 다르게 판단할 수 있겠습니다. 만약 산부인과에서 신생아청각선별검사 양측 재검 판정을 받고 진료의뢰서와 함께 A라는 병원에 방문하였더니 바로 수면제 복용 후 정밀청력검사를 받고 진료를 보도록 하셨고 양측 40 dB의 청력저하가 있다고 설명을 들으실 수 있습니다. 그런데, 이 A병원은 시스템상 의사선생님께서 먼저 진료를 보시지 않고 정밀청력검사를 먼저 시행한 병원일 수 있겠습니다. 그런데, 다음주에 B라는 병원에 방문하였더니 먼저 고막을 보고 양측 삼출성중이염으로 판정하여 주의사항 설명 후 다음달에 다시 보자고 하실 수 있습니다. 만약 B라는 병원에 바로 가지 않고 1~2달 후 C라는 병원 또는 다시 A병원에서 진료를 하신다면 이전 삼출성중이염은 소실되고 고막이 정상이 되면서 청력이 정상이 될 수 있으며, 이 때 시행한 ABR검사는 20 dB의 정상 청력 결과가 나올 수 있습니

다. 만약 삼출성중이염이 소실된 후에도 40 또는 50 dB이 나온다면 점차 진행하는 감각신경성난청일 수 있습니다.

즉, 아이의 고막과 외이 상태, 중이염 여부, 청력저하의 진행성 여부 등에 따라 달라질 수 있습니다. 그러므로 난청을 최종 진단하기 위해서는 적어도 한달 이상의 간격을 두고 2번 이상의 청성뇌간반응Auditory brainstem response, ABR, 청성지속반응Auditory steady-state response, ASSR, 이음향방사검사Otoacoustic emissions, OAE, 고막운동성검사를 시행하여 두 청력 점수인 역치가 10 dB 이내로 비슷하였을 때 이를 기준으로 최종 청력저하, 난청을 진단하며, 대부분의 의사 선생님들과 영유아보청기 진단 시에도 이 기준에 의거하여 진단하고 있습니다.

Q | 청력변동이 있을 것으로 예상되는 경우에바스 등 몇 개월에 한 번 검사를 하는 것이 좋은가요?

A | 교과서상으로 정해진 기간은 없으며 아이의 청력 정도, 외상 여부와 빈도 또는 가능성에 따라 검사 주기는 다를 수 있겠습니다. 일반적으로 난청 위험군은 6개월에 한 번씩 정기 청력검사를 시행하도록 여러 지침에서 권고하고 있습니다. 그러나, 아이의 청력 저하가 보다 빨리 진행하는 양상을 보이거나 걸음마를 배우면서 넘어지거나 머리를 부딪히는 경향이 있다면 2-3개

월마다 청력을 확인하는 검사를 시행해 볼 수 있습니다. 즉, 아이의 청력변동 양상과 청력정도에 따라 검사 주기를 정해야 합니다.

Q | 아기 보청기를 선택할 때 주의할 점은 무엇일까요?

A | 보청기 선택 시 중요한 점은 아이의 청력에 맞는 보청기 출력을 선택하는 것입니다. 절대로 가격만 보시고 결정하시면 안 됩니다. 예를 들어 우리 아이의 청력이 70 dB라고 한다면 보청기 이득은 청력의 2/3 + 여분으로 15 dB 정도를 더해 약 55~60 dB 정도의 이득과 약 125~130 dB 정도의 최대 출력이 나오는 보청기를 선택하셔야 우리 아이들이 소리를 듣고 말을 배우는 데 어려움이 없습니다. 출력이 너무 낮으면 소리 듣기가 어렵고 너무 세면 보청기로 인해 제2의 난청을 유발할 수 있기 때문입니다. 따라서 보청기 출력이 적당한지에 대해서는 부모님들이 지속적으로 관찰해 보셔야 합니다.

Q | 양쪽 모두 보청기를 끼우지 못하는 경우에 청력이 조금
더 좋은 쪽에 보청기를 끼우는 것이 좋은지요?

A | 보청기는 양쪽에 착용하는 것이 기본이지만 질문과 같이 어느
한 쪽만을 착용해야 한다면 보청기를 선택하는 기준들이 있습
니다. 양쪽 청력이 모두 55 dB보다 좋다면 더 나쁜 쪽에 하는
것이 좋고 만약 양쪽 모두 55 dB보다 더 나쁘다면 더 좋은 쪽에
하는 것이 좋습니다. 하지만 양쪽 청력이 거의 비슷할 때에는
청력 상태가 수평에 가까운 쪽 그리고 어음 분별력이 더 좋은
쪽에 보청기를 착용하는 것이 좋습니다.

Q | 아이를 안고 있을 때 피드백 소리가 계속 나는데
어떻게 해야 할까요?

A | 보청기 피드백은 이어몰드가 헐거워져서 이도에 잘 맞지 않을
때 발생할 수 있습니다. 이런 경우 피드백을 잡아줄 수 있는 보
청기를 착용하시면 도움이 됩니다. 혹은 아이를 안을 때 보청
기 피드백이 발생한 쪽을 부모님의 품에서 약간 떨어뜨린 상태
에서 아이를 안아주면 피드백을 막을 수 있습니다. 또한 보청기
출력이 너무 큰 경우 손만 가져다 대도 피드백이 발생할 수 있
기 때문에 보청기 출력을 다시 조절하는 것도 좋은 방법입니다.

Chapter
4

인공와우 수술 결정 시기 :
6~12개월

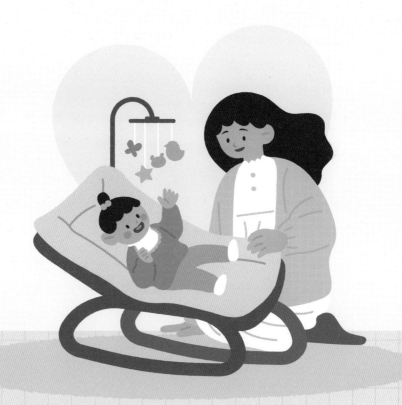

정상적인 언어 및 신체, 정서 발달 체크리스트

●●● **신체 발달**

이 시기 아이들은 기고 앉고 서는 일련의 발달 과정을 거치게 됩니다. 처음에는 엄마나 아빠의 손을 잡고 혹은 물건을 의지하여 일어서거나 걷던 아기들이 빠르게는 12개월 전후가 되면 혼자 힘으로 여러 발자국을 걷기 시작합니다. 아이들에게 이러한 신체 발달 과정은 매우 중요한데 아이들의 눈높이와 시선에 따라 받아들이는 언어적, 인지적 정보의 양이 다양해지기 때문입니다. 8~10개월에 엄지와 집게손가락의 사용이 가능해지고 만 1세가 되면 손가락으로 물체를 쉽게 잡습니다. 이 시기의 아이들은 양손으로 물건을 잡거나 젖병을 잡거나 손뼉을 치는 것과 같은 양측성 운동 협응의 발달이 함께 이루어집니다. 이러한 신체 발달은 환경과의 적절한 상호작용 속에서 자극

받고 촉진됩니다. 아이가 가진 신체적, 기질적 차이나 아기가 겪는 경험에 의해 좌우되기도 합니다. 아기의 운동발달을 촉진하기 위해서는 시각적·공간적으로 편안한 환경을 제공하고 가벼운 옷차림이나 맨발 등으로 자유롭게 활동할 수 있도록 하는 것이 좋습니다

●●● 언어 인지 발달

언어적으로도 몸짓과 수반될 때 간단한 지시 수행이 가능해집니다. "안돼"라는 말에 70% 이상 행동을 멈출 수 있습니다. 따라서 '말귀'를 알아듣는구나, 하는 느낌을 강하게 받게 됩니다. 같은 음절, 다른 음절을 반복하여 말하며 타인의 음성 억양을 모방하기 시작합니다. 까꿍놀이, 짝짜꿍놀이, 곤지곤지, 잼잼, 빠이빠이 같은 놀이가 가능해집니다. 이 시기에 생기는 중요한 개념은 사물영속성입니다. 까꿍놀이, 물건 꺼내고 놓기와 같은 다양한 놀이들이 가능해집니다. 숨겨졌다가 나오는 활동이 즐겁고 재미있게 느껴지고 때로는 까르르 넘어갈 정도로 좋아합니다. 그래서 대상영속성을 이용한 다양한 놀이 활동이 가능해집니다.

6개월이 넘어가면서 아기의 옹알이는 성인의 말과 억양이나 패턴이 비슷해집니다. 아이가 옹알이와 비슷한 말을 한다고 느끼는 시기이기도 합니다. 이 시기의 아기들은 자신의 목소리로 성인의 주의를 끌 수 있다는 것을 알게 됩니다. 7개월이 넘어가면서 아기들은 부모

와의 상호작용이 더욱 다양하게 나타나며 몸짓이나 자음, 모음을 섞은 혼합적인 형태의 옹알이가 나타납니다. 목소리가 커져서 아기의 옹알이 때문에 깜짝깜짝 놀라게 되고 노래 부르듯이 들리는 다양한 억양 때문에 옹알이 속에서 느껴지는 아이의 감정도 조금씩 이해하게 됩니다. 8~11개월이 되면 아기들은 자신이 보내는 신호가 타인에게 영향을 미쳐서 어떠한 변화가 이루어질 수 있다는 것을 이해할 수 있습니다.

자신의 이름에 대해 처음으로 반응하기 시작합니다. 이름을 불렀을 때 엄마를 쳐다보거나 웃습니다. 그리고 거울 속 자신의 얼굴을 보고 좋아하며 웃거나 까꿍놀이를 하는 모습을 보입니다. 거울 속 자신에게 무엇이라고 대화라도 하듯이 혼자서 중얼거리면서 얼굴을 쓰다듬기도 하고 손을 만지려고 뻗기도 합니다. 빠른 아이들은 돌이 되기 전에 엄마, 아빠 맘마와 같은 첫 단어를 시작합니다. 그리고 행동들을 모방하기 시작하는데 핸드폰을 들고 전화하는 시늉을 하거나 청소기로 청소하는 흉내를 내거나 그림책을 소리내어 읽는 흉내를 냅니다.

7~10개월이 되면 음절에 가까운 말소리의 산출이 가능해집니다. 처음에는 음절을 반복하는 형태로 나타나다가 점차 다른 음절과 혼합된 형태로 나타납니다. 이 시기의 특징은 조음위치는 양순음, 치조음, 조음방법은 파열음과 비음 소리를 활용하여 반복적 음절을 산출하여 /마마마/, /다다다/와 같은 말소리를 산출합니다. 이러한 다음절성 발성은 중첩적 및 변형적 옹알이canonical and variegated babbling

를 통한 의사소통적 소리내기의 모습을 보여줍니다.

건청 영아의 초기 발성은 위와 같은 단계의 옹알이, 음성놀이, 중첩적 및 변형적 옹알이 단계를 거치며 언어이전기의 발성발달을 이루고 음절 산출을 개시합니다. 이는 해부생리학적인 조절 능력의 성숙과 청각적 지각 및 모니터링이 가능하기 때문입니다.

●●● 정서 사회성 발달

이 시기의 아이들은 자신의 감정이 무엇인지 무엇 때문에 불편한 것인지 스스로도 정확하게 파악하지 못합니다. 뭔가 불편하고 싫은데 그 이유가 무엇인지 잘 모르는 것입니다. 그래서 우는 경우가 많습니다. 그래서 대부분의 부모들은 왜 우는지 모르겠다며 속상해하고 짜증을 내게 되기도 합니다.

낯가림은 이 시기 아이들에게 대표적으로 나타나는 정서 발달 과정입니다. 자신의 주양육자 외에 다른 사람이 낯설고 그 사람에게는 안정감을 가지지 못하기 때문에 나타나는 것이 낯가림입니다. 아이들은 양육자와의 관계를 통해서 정서적인 유대감이나 정서적 안정감을 찾을 수 있게 되므로 이 시기의 부모와의 유대 관계는 매우 중요하며 주양육자가 자주 바뀌거나 양육태도가 일관적이지 않은 것은 피해야 합니다.

7개월이 넘어가면서 아이들은 부모를 비롯한 다른 사람들의 반응을 보고 좋아할 만한 반응이나 다른 사람들이 웃었던 반응들을 하거나 다른 사람들의 반응을 좋아하는 경우도 종종 생깁니다. 예를 들어서 아이가 짝짜꿍하는 반응을 보고 부모가 좋아하고 박수를 치면서 좋아했다면, 그 행동은 여러 번 반복하거나 계속 할 확률이 높습니다. 아빠에게 빠빠이 하는 것을 칭찬했다면 아이는 아빠가 갈 때 빠빠이 인사를 하게 됩니다. 12개월이 되지 않은 아기들도 부모나 상대방의 칭찬과 격려를 받고 싶어 합니다. 이를 통해서 자신의 행동이 상대방에게 영향을 미치고 있음을 알게 되고, 감정적으로도 안정감을 찾게 됩니다.

8~10개월이면 엄마의 얼굴에 나타난 정서적 표정을 해석할 수 있습니다. 엄마가 웃으면 함께 웃거나 아빠가 화낸 표정을 지으면 긴장하거나 우는 등의 반응이 그것입니다. 목소리를 통해서 감정도 읽을 수 있어서 좋아하는 목소리와 화내는 목소리를 구분할 수 있습니다. 거울 신경의 발달로 엄마나 아빠의 얼굴 표정을 모방하기도 합니다. 다른 사람의 얼굴을 두드리거나 잡아당길 수 있으며, 친숙한 사람에게 다가가고 뽀뽀를 합니다.

자신이 관심받고, 소중한 존재임을 느낄 수 있도록 아동의 행동에 즉각적으로 반응해주는 과정이 필요합니다. 이 시기의 아이들에게 중요한 것은 정서적인 안정성입니다.

인공와우란?

●●● 수술 전 검사

앞서 말한 영구적인 양측 고도, 심도 난청이 있고, 보청기를 착용한 상태에서 3개월간 청각 재활교육을 받아도 효과가 없는 경우 인공와우이식 수술의 대상자가 됩니다. 이 때 영상검사에서 청각기관 구조의 심한 이상이 없어야 하고, 수술에 금기가 될 문제가 없어야 수술을 할 수 있습니다. 수술을 진행하기에 앞서서 수술 전 평가를 시행하게 되는데, 이를 위해서는 환아와 가족, 이비인후과 의사, 청각사, 언어재활사, 사회사업가, 교육전문가 등이 함께 참여하여 검사 및 상담을 하게 됩니다.

수술 전 검사로는 우선 개인 병력, 가족병력, 의사소통 수단, 수술에 대한 기대, 언어습득에 대한 동기와 기대, 다른 질병 또는 수술 여부, 다른 동반 기형이나 발달장애와 같은 자세한 병력조사가 필요합니다. 환아의 상태를 정확히 알기 위해 자세한 청력검사, 언어평가, 영상의학적 검사 등이 기본적으로 필요하고, 필요한 경우 안과적 평가, 소아정신과적 평가, 유전자검사 등을 추가로 할 수 있습니다.

●●● 인공와우이식 수술

인공와우이식 수술은 전신마취하에 진행되며, 수술 시간의 환아의 상태에 따라 2~5시간 정도 소요됩니다. 한쪽 귀를 먼저하고, 다른 쪽 귀를 시간차를 두고 수술을 하기도 하고, 양측 귀를 동시에 수술하기도 합니다.

수술은 귀 뒤로 절개하고 들어가서, 달팽이관을 노출시키고 전극을 넣고 내부장치를 귀 뒤쪽에 고정시키면 됩니다. 수술 중에 이식한 전극이 잘 작동하는지 신경반응정도를 확인하게 되고, 또한 전극이 잘 위치하고 있는지 영상검사를 시행하기도 합니다.

●●● 인공와우이식 수술 후 재활치료

수술을 해서 내부장치를 성공적으로 이식하고, 외부장치를 착용하는 것 만으로 인공와우이식의 끝이 아닙니다.

외부 소리를 편안하게 듣고, 말소리를 잘 알아듣기 위해서는 수술 후 외부장치를 착용하고, 컴퓨터 프로그램 상으로 개인에게 맞는 최적의 소리를 찾고, 조정하는 과정이 필요합니다. 이를 매핑이라고 합니다.

또한 인공와우이식 수술을 통하여 소리를 듣게 되더라도 정상 발달 수준에 맞는 말과 언어를 배우고, 일상생활에서 의사소통을 할 수 있도록 꾸준한 언어재활치료를 해야 합니다. 언어치료는 아동의 발달 정도와 장단기 계획 수순에 따라 한 주에 1~2회 이상 시행하는 것이 좋으며, 환아의 연령이 어릴수록 부모나 양육자와 보내는 시간이 많으므로, 재활치료 진행 시 부모나 양육자가 적극적으로 참여하는 것이 좋습니다.

인공와우이식 수술을 결정하기까지, 수술을 받고 재활하는 과정이 결코 쉽지는 않습니다. 하지만, 인공와우는 고도, 심도 난청을 가진 아이들에게 표준적인 보장구로써 많은 아이들이 정상적으로 학교를 다니고, 언어를 배우게 되며, 사회적, 학업적으로 향상된 결과를 이루게 해주기 때문에 매우 중요한 기기입니다. 처음 인공와우 이식 수술을 결정하고, 수술을 받고, 재활을 받는 과정은 여러 전문가들과 가족이 협업하여 이루어지는 과정입니다. 긴 여정이지만 협업하는 과정을 통해 우리 아이들이 멋진 사회구성원으로 자라날 수 있을 것입니다.

국가 인공와우 지원 안내

●●● 인공와우 보험적용 기준

인공와우는 다음의 경우에 보험을 적용받아 수술을 할 수 있습니다.

가. 1세 미만인 경우

양측 심도90 dB 이상의 난청환자로서 최소한 3개월 이상 보청기 착용에도 청능발달의 진전이 없을 경우입니다. 단, 뇌막염의 합병증 등 시급히 시행하지 않으면 수술시기를 놓치게 될 경우에는 예외적으로 시행할 수 있습니다.

나. 1세 이상 19세 미만인 경우

양측 고도70 dB 이상의 난청환자로서 최소한 3개월 이상 보청기 착용 및 집중교육에도 어음변별력과 언어능력의 진전이 없을 경우입니다. 단, 술 후 의사소통 수단으로 인공와우를 사용하지 못할 것으로 예상되는 경우는 제외합니다.

다. 19세 이상인 경우

양측 고도$^{70\ dB}$ 이상의 난청환자로서 문장언어 평가가 50% 이하의 경우입니다. 단, 술 후 의사소통 수단으로 인공와우를 사용하지 못할 것으로 예상되는 경우는 제외합니다.

라. 양이 인공와우

19세 미만인 경우 양이 인공와우 보험이 가능합니다. 또한, 요양급여적용일$^{'05.5.15}$ 이전 인공와우 이식을 받은 자 중 양측이 반드시 필요한 경우에는 상기 가, 나, 다 각 해당 연령별 조건에 만족 시 반대측 인공와우를 요양급여로 인정합니다. 이 때 순음청력검사 및 문장언어평가 결과는 인공와우가 아닌 보청기를 착용한 상태에서 실시한 결과를 적용합니다.

인정개수

인공와우는 1 set [내부장치^{Implant}, 외부장치^{Implant}를 제외한 구성품 구분]에 한하여 요양급여대상으로 하되, 분실, 파손된 경우 등으로 교환시 외부장치Implant를 제외한 구성품 1개를 추가 인정합니다. 다만, 양측 인공와우 시술이 필요한 상기 적응증 '라' 중 15세 미만의 경우 2 set [내부장치^{Implant}, 외부장치^{Implant}를 제외한 구성품]를 인정하되, 이 때 외부장치는 추가 인정하지 않습니다.

재활을 위한 부모 가이드

보장구 착용이나 초기 재활을 제대로 받지 못하고 성장하는 경우, 청각장애 유아들은 6~10개월부터 자음과 유사한 형태의 발성이 줄어들고 동일한 음절을 반복하는 형태의 옹알이canonical babbling가 11개월 이전에 나타나지 않으며, 24개월 정도가 되어야 시작된다는 보고가 있습니다(Pollack, Goldberg, & Caleffe-Schenck, 1997). 옹알이 발달에 있어서도 정상청력 유아들은 자음 형태가 다양해지는 반면, 청각장애 유아들은 자음 목록이 제한적이고 나이가 들어감에 따라 감소하는 경향도 많습니다. 이는 청각경로를 통한 자기 모니터링이 없어 자신의 발성을 제대로 들을 수 없기 때문입니다. 이러한 생후 초기 음향학적 피드백이 제대로 이루어지지 않아서 새로운 말소리의 습득과 발달에 큰 지체를 가져오고 연령이 증가할수록 발달의 격차가 커지게 됩니다.

이러한 발달적인 문제가 없으려면 1차적으로는 보청기를 잘 착용해야 합니다. 청력이 나쁜 경우에는 인공와우 수술 등을 고려해야 하므로 인공와우 등에 대한 적절한 보장구 정보를 가지고 있는 것이 필요합니다. 아기의 상황이나 병원의 스케줄에 따라 이르면 8개월 정도에 인공와우 수술을 하게 되는 경우도 있기 때문에 병원과 인공와우 회사 등을 통해서 수술 및 인공와우에 대한 정보를 알아보아야 합니다.

3~6개월 아기들과 마찬가지로 소리 자극의 방법을 소리를 먼저 주고 반응을 살피거나 모든 자극을 우선해서 소리 자극을 먼저 주는 활동들을 지속적으로 진행해야 합니다. 만약 악기나 도구들의 소리에 일관적으로 반응한다면 아기들에게 말소리나 다양한 형태의 소리들을 들려주어도 무방합니다. 6개월 이전에 소리에 반응을 잘 보였다면, 이후 시기는 좀 더 작고 다양한 소리에도 반응을 잘 보이게 됩니다.

부모가 듣는 소리와 듣지 못하는 소리 혹은 반응하는 소리와 반응하지 않는 소리를 구분하는 것이 좋습니다. 아기들은 듣기 반응이 원활하지 않기 때문에 부모나 언어재활사, 혹은 청각사가 듣기 반응을 살펴서 관찰해주는 것이 필요합니다. 따라서 소리에 반응을 하는 때 특정소리를 못듣는다거나, 특정 소리에 예민하게 반응해서 운다거나 하는 기록은 아기의 듣기 상태를 확인할 수 있는 좋은 샘플이 됩니다. 아기의 듣기 상태를 기록하는 훈련은 매우 중요합니다(그림 4-1).

우리아이 듣기·말 기록지

날짜	아이의 듣기반응	아이의 말(옹알이)	부모의 반응
느낀점/ 계획			
언어치료 연계			

그림 4-1. 듣기기록의 예

이제 다양한 말소리를 들려줄 수 있습니다. 아기에게 말을 알려 줄 때 처음부터 "사자" "돼지" "강아지" 이러한 단어부터 가르치지 않습니다. 대부분 "어흥" "꿀꿀" "멍멍"과 같이 동물의 소리를 나타내는 의성어 위주로 알려줍니다. 부모들이 의성어를 자연스럽게 사용해야 아기가 이런 말들에 더 잘 반응하기 때문입니다. 그것은 의성어가 가진 운율적, 소리적 특성 때문입니다. 동물이나 사람, 사물의 소리를 나타내는 말을 의성어, 몸짓이나 동작을 나타내는 말을 의태어라고 합니다. 예를 들어서 어흥사자, 꿀꿀돼지, 멍멍강아지은 각각 동물의 소리를 흉내낸 말 즉, 의성어이고 뒤뚱뒤뚱오리, 폴짝폴짝개구리 이런 말들은 각각 동물의 동작을 흉내낸 말 즉, 의태어라고 합니다.

의성어나 의태어는 우선 귀에 쏙쏙 들어옵니다. 또한, 아기가 더 쉽고 편하게 발음할 수 있습니다. 따라서 아이가 잘 따라 말할 수 있고 잘 기억할 수 있습니다. 어린 아이들은 사물의 이름보다는 의성어 의태어를 먼저 사용해 말해주는 것이 좋습니다. 시계를 가르키며 "시계"라는 이름을 먼저 이야기하는 것이 아니라 "똑딱똑딱"이라는 시계의 소리를 먼저 이야기 합니다. 손가락을 위아래로 움직이며 "싹뚝싹뚝"이라고 말하거나 종이를 자르는 모습을 흉내내며 "가위"를 표현하는 것도 비슷한 예입니다.

언어 발달의 초기 단계에서는 이러한 의성어와 의태어를 잘 활용하는 것이 언어 발달을 촉진하는 지름길입니다. 특히 6-12개월 아기들에게 사물을 알려줄 때는 의성어가 더 좋습니다. 처음에는 사자 인형이나 장난감을 눈 앞에 보여주며 "어흥", 돼지 인형을 보여주며 "꿀꿀"하는 소리를 내주는 것이 시작입니다.

소리를 충분히 들려준 후에는 "어흥 어디있지?" "꿀꿀은 어디에 있지?" 하면서 찾는 시늉을 하면서 아기가 어흥이나 꿀꿀의 개념을 알고 있는지 확인해볼 수 있습니다. 아니면 사자와 돼지를 양손에 들고 아기 쪽으로 뻗으면서 "어흥은 어디있지?"하고 물어서 아이가 어흥을 찾게 만들 수도 있습니다. 아기가 자연스럽게 사자 쪽으로 손가락을 가리키거나 손을 뻗는 모습을 보여주면서 아는 단어가 나왔을 때 어떻게 포인팅하는지 방법을 알려줍니다. 자기가 알거나 원하는 쪽으로 손가락을 뻗어서 가리키는 '포인팅' 역시도 아이가 이 시기에 배울 수 있는 중요한 과제입니다.

여러 번 반복해서 들려준 후에는 아이가 그것을 말할 기회를 주는 것이 좋습니다. 아기가 단어를 표현하거나 또는 모방할 수 있는 기회를 주는 것이 좋습니다. 아이가 개념을 정확하게 아는 단어에 대해서 표현할 수 있는 기회를 제공하는 것입니다.

예를 들어서 자동차의 소리인 '빵빵', '붕붕'을 여러 번 들려준 후에는 아이가 좋아하는 버스 장난감을 보여주며, 소리를 내지 않고 기다려줍니다. 가장 중요한 것은 소리가 없는 조용한 순간에서 '기다리는 시간'입니다. 아이가 '빵빵'이나 '붕붕' 하는 소리를 내면 버스를 움직이는 것을 보여주고 소리주고받기 게임처럼 여기도록 해주는 것입니다. 그리고 여기에는 다소 과장될 정도의 부모의 격려와 박수가 가장 중요합니다. 아이들은 자신이 소리를 냈을 때 부모로부터 재미있는 반응이 나온다는 것을 알게 되고 적극적으로 소리를 내는 활동에 참여하게 됩니다.

Q & A

자주하는 질문과 답변

Q 아이가 보청기 착용을 거부하거나 수시로 뺄 때 혼을
내야 할까요? 아니면 한동안 빼 주는 것이 좋을까요?

A 아이가 보청기 착용을 거부한다는 것은 보청기 출력이 맞지 않
을 가능성이 높습니다. 따라서 혼을 내주기보다는 보청기 전
문가에게 찾아가서 보청기 출력이 적합한지를 확인해 보는 것
이 좋습니다. 확인하는 방법으로는 보청기 착용하고 청력 검
사를 하는 방법이 있고 또 실이측정이라고 하는 방법이 있습니
다. 이 2가지 방법을 사용해서 출력이 적절한지를 살펴보는 것
이 좋습니다. 출력이 적절함에도 계속 착용하기를 거부한다면
보청기를 손으로 만질 수 없도록 헤드밴드 혹은 모자 같은 것을
씌워주어서 보청기가 손에 직접적으로 닿지 않게 하는 것이 좋
습니다. 아이들은 부모들이 보청기를 만지지 못하게 지속적으
로 노력하면 대부분은 보청기를 빼려고 하지는 않습니다.

Q | 보청기를 착용하고도 옹알이가 크게 발전하지 않는 것 같습니다. 괜찮을까요?

A | 보청기를 착용했지만 보청기 출력이 충분하지 않다면 옹알이가 나타나지 않을 수 있습니다. 따라서 유소아 보청기 전문가에게 찾아가 보는 것이 좋습니다. 만약 소리가 적절하다면 옹알이 및 말지각 발달이 적절하게 이루어질 수 있습니다. 또한 보청기가 작동하는지를 살펴주시는 것이 좋습니다. 아이들이 입으로 물어 뜯어서 보청기가 작동되지 않은 경우가 있습니다. 이 때에도 마찬가지로 옹알이 같은 것이 나타나지 않을 수 있으므로 보청기 작동 여부를 잘 파악해 주시는 것이 좋습니다.

Q | 몇 개월 때부터 인공와우수술이 가능한가요?

A | 국민건강보험공단의 인공와우 수술 기준에 따르면 만 1세 이하부터 수술을 받을 수 있습니다. 현재 만 6개월 이상부터 수술을 하는 병원들도 있으며 골화 등으로 시급한 수술을 필요로 하는 경우도 있습니다. 하지만 여러 상황을 고려해야 되는 아이의 경우는 너무 이른 시기에 하기보다는 보청기를 통해 충분히 재활을 한 다음에 수술할 것을 권장합니다.

Q | **수술 후 뇌수막염 위험이 있다고 하는데 발병 사례가 있나요? 다른 부작용은 어떤 것이 있나요?**

A | 이전에는 인공와우 수술 후 뇌수막염이 있었다는 사례가 1~2 건 있는 것으로 알고 있습니다. 하지만 이것은 매우 이례적인 부작용입니다. 현재는 그런 사례는 거의 없는 것으로 알고 있습니다. 그리고 수술 후 나타날 수 있는 부작용은 얼굴 떨림이 가장 많이 나타날 수 있습니다. 하지만 이 역시도 매핑을 통해 해결할 수 있는 것이므로 크게 걱정하지는 않으셔도 됩니다.

Q | **반영구적이라는 내부임플란트, 재수술 가능성은 있나요?**

A | 내부 임플란트는 반영구적이라고 할 수 있습니다. 매핑할 때마다 내부에 이식된 전극이 정상인지를 파악하는 임피던스 검사를 실시하고 있습니다. 1988년에 수술받은 사람의 내부 전극 상태를 살펴보면 90% 이상이 정상적으로 작동하고 있습니다. 하지만 그 나머지는 전극 상태가 작동하지 않는 경우를 말하는데 이때에는 재수술을 해야 합니다. 스스로 자기 관리를 할 수 있는 나이만 지나면 내부 전극은 정상일 가능성이 매우 높으므로 재수술에 대한 염려는 많이 하지 않으셔도 됩니다.

Q | **내이기형의 경우 수술할 수 있을까요?**

A | 최근에는 내이기형을 가지고 있어도 수술을 하는 경우가 많아졌습니다. 내부 기계나 외부 기계 그리고 수술 스킬, 매핑 및 언어치료 능력이 많이 향상되어서 내이기형을 가진 인공와우 아동들의 수행력이 많이 향상된 것을 볼 수 있습니다. 하지만 진전 속도는 다소 느릴 수 있으므로 너무 성급한 성과를 기대하지 않으시는 것이 좋습니다.

Q | **이식형 인공와우는 언제쯤 나올까요?**

A | 현재 완전 이식형 인공와우 개발이 해외에서 이루어지고 있는 것으로 알고 있습니다. 정확하게 말씀드릴 수는 없지만 현재 상당한 수준까지 개발된 것은 맞습니다. 저희도 향후 10~20년 내에 출시될 수 있을 것으로 생각합니다.

Q 일체형 어음처리기는 계속 움직여서 마이크 고정이 잘 안
되어 듣기가 어렵다는데 맞는 이야기인가요?

A 일체형은 마이크 위치가 귀 뒤가 아니라 머리 측면에 있기 때문
에 소리를 받아들이는 것이 귀걸이형 어음처리기보다 소리가
들어가는 방향이 다를 수 있습니다. 하지만 일정한 곳에 고정되
어 있다면 소리를 받아들이는 데에는 문제가 없습니다. 따라서
일체형 어음처리기가 움직이지 않도록 핀으로 고정시켜 주시는
것이 좋습니다.

Q 인공와우가 노래를 부르기 어렵다고 하는데
도와줄 수 있는 방법이 있을까요?

A 인공와우 착용 후 노래를 완전히 못 부르는 것은 아니지만 그렇
다고 해서 가수처럼 부르기는 어렵습니다. 수술 후 꾸준히 노래
연습을 하게 되면 잘 부를 수 있습니다. 그리고 수술 전에 보청
기 재활을 할 때 노래를 들려주시고 많이 불러주시면 좋습니다.

인공와우 수술 시 잔존 청력을 살리면 이후에 줄기 세포 치료와 같은 다른 방법의 청각적 회복이 가능할까요?

A │ 현재는 인공와우 수술 시 잔존 청력을 최대한 살려서 수술을 하고 있습니다. 그래도 수술을 하게 되면 달팽이관을 손상시키게 되므로 줄기 세포로 효과를 보는 데에는 한계가 있을 것으로 생각합니다. 줄기 세포가 나와서 치료를 받는다고 해도 그에 따르는 재활 치료가 병행되지 않으면 효과가 없으므로 현재 재활을 열심히 하시는 것이 중요하다고 생각합니다.

청능훈련과 청각 재활 단계:
12~18개월

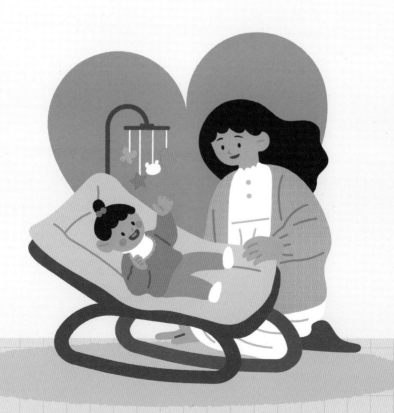

01

정상적인 언어, 신체,
정서 발달 체크리스트

●●● 신체 발달

이 시기는 신체 발달이 가장 급격하게 일어나는 시기 중 하나입니다. 일반적으로 12개월이 넘어가면서 아이들의 대근육 발달은 서고 걷고 뛰는 수준에 이르게 됩니다. 아직은 불안하지만 여러 가지 활동을 하는 데 무리가 없습니다. 걷기 시작하는 시기도 아기에 따라서 다릅니다. 12개월 이전부터 15개월에 걸쳐 걷기 시작하는 아이가 가장 많으며 12개월부터 18개월 정도까지는 대부분 걷기 시작하지만 그 시기는 매우 다양합니다. 걷는 것이 능숙해지면서 몸의 균형을 잡는 능력도 발달해 빠른 아이는 18개월이 되면 뛸 수도 있게 됩니다.

손가락의 힘도 세지고 소근육 발달도 점차 섬세해집니다. 12개월

이 넘어서면 엄지손가락과 집게손가락 끝으로 물체를 잡을 수 있고 서투르나마 양말이나 모자를 벗을 수 있습니다. 손가락으로 버튼을 누르거나 여러가지 물건을 잡을 수 있습니다.

●●●● 인지 발달

이 시기의 아이는 스스로 하고 싶은 것이 많아집니다. 신체 발달과 함께 환경, 감각, 운동 기능들이 좋아지면서 아이의 인지도 함께 발달하게 됩니다. 혼자서 이것저것 탐색하면서 노는 놀이가 아니라 자신의 놀이에 여러 가지를 개입시키기를 좋아합니다. 부모들은 아이가 요구하는 것에 대해 반응하고, 아이가 학습하는데 필요한 격려나 지지를 하는 것으로 충분합니다.

12개월을 넘어서면서 아이들은 완전히 감추어진 물건을 찾아낼 수 있습니다. 대상이 눈에 보이지 않아도 존재한다는 사실을 아는 것입니다. 그렇지만 대상의 위치 이동을 완전하게 이해하지는 못합니다. 15개월을 전후로 아기들은 자신이 원하는 대상이 없어지면 없어진 곳에서부터 대상을 찾습니다. 만약 대상이 이동하는 과정을 지켜보았다면 지금은 눈에 띄지 않더라도 어디에 있는지 찾을 수 있습니다. 그렇지만 이동 과정을 실제로 보지 못한 경우에는 짐작해서 찾아내지는 못합니다

●●● 언어 발달

생후 12개월 이전부터 아이들은 점차 타인과 의사소통하기 위해 단어에 흥미를 보이고 그 뜻을 이해하기 시작합니다. 돌이 지나면서 부터 엄마, 아빠, 맘마 등 한 단어를 사용해서 말을 하게 됩니다. 특정한 사물이나 행동과 단어를 연결하는 것을 배워 '빠빠이'라고 말하고 손을 흔들 수 있습니다. 그러나 같은 단어에 대해서도 어떤 상황에서는 반응하고 또다른 상황에서는 반응하지 못하기도 합니다.

이 시기의 아기는 하나의 단어를 가지고 자신의 의사를 표현합니다. 아기가 말하는 하나의 단어는 그 단어의 의미뿐만 아니라 상황에 따라서 하나의 단어로 문장과 같은 의미를 전달하기도 합니다. 이 시기 아기가 말하는 한 단어는 완전한 하나의 문장과 같습니다.

예를 들어서 아기가 '사과'라고 말한다면 '사과 먹고 싶어요' '사과 주세요' '저기 사과가 있어요' '사과가 어디 있어요?'라는 등을 표현한 것으로 볼 수 있습니다. 엄마라는 말은 엄마 그 자체를 의미하기도 하지만 엄마가 자신과 떨어져 있을 경우엔 '엄마 이리와'와 같이 엄마를 부르는 것이기도 하고 큰 소리에 놀랐을 경우는 '엄마 무서워', 배가 고프면 '엄마 맘마줘' 등의 다양한 의미를 표현할 수 있습니다. 아기가 처음에 주로 사용하는 단어들은 엄마, 아빠, 할머니, 할아버지와 같은 가족들의 명칭이나 동물, 자동차, 음식, 신체 부위 등 친숙한 사물, 대상의 이름이 대부분입니다.

이 시기 아이들이 많이 보이는 대표적인 언어 표현의 양상은 과잉 확장입니다. 과잉 확장은 모든 여자를 보고 '엄마'라고 하거나 개를 멍멍이라고 부른 후에 고양이, 송아지 등 네 발 달린 동물 모두를 "멍멍이"라고 말하는 것을 말합니다. 이런 현상은 모양이 지각적으로 유사하거나 공통성이 있는 경우, 더 많이 나타납니다. 이런 현상은 어휘력이 증가하면서 점차 사라지게 됩니다.

12~13개월이 되면 대부분의 영아들이 '엄마'와 같은 첫 낱말을 산출하며 이 시점에 표현어휘가 급격하게 증가합니다. 15개월이 되면 평균 표현어휘가 약 10개, 18개월이 되면 약 50개의 어휘를 산출하며, 18개월을 기점으로 낱말을 연결하는 두 낱말 조합형태의 문장을 산출하기 시작합니다.

초기 피팅이나
매핑의 중요성

인공와우 수술 전 반드시 인공와우에 대한 상담을 받으셔야 합니다. 물론 수술 전 다양한 경로를 통해서 잘 알고 게시는 보호자들도 많이 있지만 전문가들에게 정확한 상담을 받으시는 것이 중요합니다 (인공와우 착용모습 그림 5-1 참고). 수술 후 예상되는 적정 기대치에 대한 설명, 수술 후 재활 비용 및 재활 과정, 수술 후 조심해야 할 사항들, 그리고 매핑 시 나타날 수 있는 아동들의 정서적인 반응들에 대한 설명을 듣고 난 후 수술을 결정하는 것이 바람직합니다. 그렇지 않을 경우 인공와우 수술만 하면 다 잘 들을 것이라고 생각했는데 그렇지 않을 경우 가족들 모두가 큰 혼란에 빠질 수 있기 때문입니다.

이와 같이 상담을 통하여 인공와우 수술을 받았다면 소리를 듣고 이해하기 위해 많은 과정이 필요합니다. 이를 위해 먼저 수술 후 머리 외부에 부착하는 어음처리기 조절을 잘 해야만 소리를 잘 들을 수 있습니다. 어음처리기 조절하는 것을 매핑이라고 하는데 매핑은 어음처리기의 마이크를 통해 들어온 환경음 또는 말소리 등의 음향 정보를 인공와우 환자들이 최적화된 소리로 들을 수 있도록 개인별로 여러 가지 변수들을 조절하여 전기적 자극으로 변환하여 청신경에 효과적으로 전달하는 방법을 찾는 과정을 말합니다. 아울러 달팽이관에 이식된 내부 전극의 상태를 파악하거나 어음처리기의 문제점

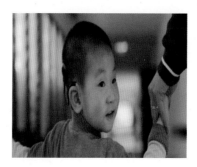

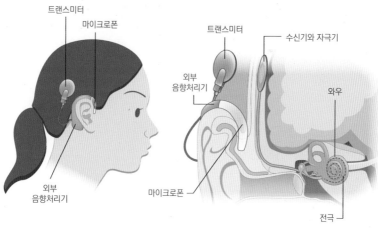

그림 5-1. **기기 착용 그림: 소노바 안내 홈페이지**

등을 점검하는 것도 매핑 과정에 포함됩니다. 따라서 직접적인 의사 표현을 할 수 없는 아동의 경우는 매핑을 주기적으로 받는 것이 무엇보다 중요합니다.

그러면 매핑은 얼마나 자주 받아야 할까요? 몇 년 전까지만 해도 인공와우 수술을 하고 난 후 한 달이 지난 후 첫 매핑을 시행했습니다. 하지만 요즈음에는 수술 후 부작용이 없으면 1~2일 후에 매핑을 진행하는 병원들도 많이 있습니다. 첫 매핑할 때에는 이경 검사를 실시해서 외이도에 이물질이나 혈흔이 없는지를 확인해야 합니다. 또한 수술 부위 염증 및 감염 여부를 조사해야 합니다. 만약 염증이 심하게 되면 첫 매핑을 염증이 나을 때 까지 미루는 것이 좋습니다. 또한 이때 어음처리기에 부착하는 자석의 강도 세기를 확인하는 것이 중요합니다. 자석 세기가 너무 약하면 자석이 자주 떨어져서 불편하고 내부 기기로 소리가 잘 전달되지 않을 수도 있습니다. 반면 자석 세기가 너무 세면 피부 괴사를 일으켜 재수술을 해야 할 수도 있기 때문입니다. 특히 6개월에서 2세 아동들의 경우에는 자석 세기를 잘 살펴보아야 합니다.

매핑의 주기는 초기 기기 착용 시점에는 1주 간격으로 3~4번을 실시하고 소리 듣기나 반응이 괜찮으면 2주 간격으로 1~2번, 그리고 1달 간격으로 1~2번, 3달 간격으로 1~2회 시행합니다. 아동의 경과에 따라 매핑의 횟수를 고려해 볼 수 있습니다. 이후 중기 착용에는 6개월 간격으로 3~4번 실시한 후 듣기 상태를 파악하여 만족스러운 결과를 보이면 그 후부터는 매핑을 달팽이관에 이식한 내부 이식기기 및 전극의 상태를 지속적으로 파악하기 위해 1년에 한 번씩은 꼭 받아 보실 것을 권유합니다.

인공와우 사용하는 아동의 부모님 중 간혹, "우리 아이가 잘 듣는데 계속해서 매핑을 받아야 하나요?" 라고 궁금해 하시는 분들이 있습니다. 앞서 말씀드린 것과 같이 수술 받은 이식기기를 확인하는 것은 꼭 필요한 과정입니다. 달팽이관 내에 삽입된 전극의 기능을 평가하는 검사를 임피던스 검사라고 하는데 임피던스는 전선, 전극과 생체 조직에 흐르는 전류 저항을 측정하는 것을 의미합니다. 따라서 내부 기기의 임피던스는 지속적으로 변화될 가능성이 있습니다. 수술 초기에는 다소 높게 측정되지만 시간이 지날수록 안정이 되어 갑니다. 12개월 이상의 유아는 걷기 시작하면서 자주 머리를 벽과 같은 딱딱한 곳에 부딪히게 되는 일이 빈번해집니다. 어음처리기 부착부위가 붓게 되면 어음처리기가 머리에 잘 붙지 않거나 심한 경우는 내부 이식기의 부품이 고장날 수 있어 기기 사용 시 머리를 다치지 않도록 주의해야 합니다. 내부 이식기가 고장나면 내부 이식기를 재수술을 받아야하는 상황까지 이를 수 있습니다. 수술 받은 내부 이식기는 반영구적으로 평생 사용하는 기기이기 때문에 정기적으로 기기를 확인해야 합니다. 따라서 아무리 인공와우를 통해 잘 들더라도 학령기까지는 1년에 한 번씩은 매핑을 받아서 내부 기기 상태를 파악하는 것이 꼭 필요합니다.

수술 후 처음으로 외부 어음처리기를 머리에 부착하고 난 후 내부 기기를 확인합니다. 전기적 자극을 잘 전달할 수 있는 기기의 상태임을 확인하고 난 후에는 아동들이 잘 들을 수 있도록 소리 크기를 결정해주어야 합니다. 보청기나 인공와우의 기본 개념은 아동이 소리를 적절하게 들을 수 있도록 소리를 키워서 들려주거나, 충분한 전기적 자극량을 정해서 전달해주는 것입니다. 인공와우에서는 이러한 자극량을 결정하기 위해 자극을 주었을 때 반응 크기를 확인하여 작은 소리에서부터 크지만 편안한 강도로 소리 범위를 설정해 줍니다. 안타깝게도, 어린 아동들의 경우에는 소리 크기에 대해 반응을 신뢰할 만하게 정확한 반응을 보기가 어려울 수 있어 대체적인 방법들로 소리 크기를 정할 수 있습니다.

대표적인 방법으로는 어음처리기나 별도의 측정기를 통해 전기적 자극을 이식한 전극에 주어 청신경의 복합적인 반응을 측정한 후 그 결과를 가지고 소리 크기를 예측할 수 있습니다. 어음처리기에서 내부 전극으로 보내진 자극이 충분하면 청신경의 나선 신경절 세포가 자극을 받아 발생하는 반응들이 전극에 기록됩니다.

여기에서 중요한 것은 보통 청신경 반응을 측정할 때에는 작은 소리에 반응이 있는지를 보는 것입니다. 가끔 수술실에서나 첫 매핑할 때 청신경 반응이 없다는 이야기를 듣고 우리 아이가 전혀 못 듣는다고 염려하시는 분들이 있는데 그것은 전혀 그렇지 않습니다. 전기 자극에 대한 청신경 반응 검사는 작은 소리를 통해 측정하는 것이기 때문에 매핑할 때 이보다 더 큰 소리를 들려주면 소리를 들을 수 있습니다. 따라서 청신경 반응 여부에 따라 너무 민감할 필요는 없습니다. 이런 청신경 자극 반응검사는 전기 생리적 측정방법으로 매우 객관적이기에 반응을 잘 해줄 수 없는 유소아의 소리 크기를 결정할 때 매우 유용하게 사용할 수 있습니다.

인공와우는 가장 작은 소리에서부터 중간 크기의 소리는 편안하게 들릴 수 있게, 큰 소리는 크지만 잘 들릴 수 있게 음크기 강도를 설정해주어야 합니다.

음크기에 대한 강도 설정이 잘 되어 있지 않으면 말인지가 어렵고 음질이 떨어져 말소리 지각, 언어 발달에 큰 영향을 미칠 수 있습니다. 또한 기기 착용 거부를 할 수 있기 때문에 크기 설정을 재차 피팅이나 매핑을 통해 면밀하게 살펴볼 필요가 있습니다.

마지막으로, 기기 적응 및 언어재활에 도움을 주기 위해서는 초기에 집중적으로 치료하는 것이 중요합니다. 수술 후 6개월에서 1년 사이에 매핑이나 언어치료가 잘 이루어지지 않으면 기기를 통한 큰 효과를 내기가 어려우므로 이 시기에는 최선을 다해 치료에 전념하도록 해야 합니다. 또한 아동이 소리에 적응해 나가는 과정, A/S 및 재활 비용, 재활 스케줄, 재활 목표, 예상 되는 기대치, 정기적인 언어 평가 및 청력 검사에 대한 정보를 얻는 것이 매우 중요하므로 주기적으로 매핑에 참여한다면 아동의 재활에 소중한 도움이 될 것입니다.

난청 아이의 언어 발달을 위한
교육 방법

이 시기의 아이들은 듣기에 대한 정확한 확인이 필요합니다. 인공 와우나 보청기를 착용하고 있는 경우라면, 이 시기는 대부분 초기 재활단계이기 때문에 아이가 언어나 환경음을 정확하게 듣고 있는지 확인하면서 매핑이나 피팅에 도움이 될 수 있도록 듣기에 대한 정보를 기록해 두는 것이 필요합니다.

보장구를 착용하고 첫 시작부터 1년 정도는 어떤 소리를 듣는지 어떤 환경음을 듣는지 확인해 주어야 합니다. 처음에는 환경음 인지가 매우 중요한데, 예를 들어 세탁기가 끝났을 때 나오는 소리를 듣고 '아 빨래가 끝났구나' 라고 생각하는 것, 그리고 밥솥에서 '취익'하는 소리가 날 때 '밥이 끝났구나'하고 생각하는 것이 자연스럽게 이루어질 수 있도록 돕는 것입니다. 그리고 소리가 났을 때 반응하는지도 확인해야 합니다.

처음에는 아이들에게 의도적인 소리를 들려주면서 소리 반응이 있는지를 확인합니다. 소리를 들려주기 전 3~5초의 매우 조용한 순간 이후 아이의 가까운 위치에서 소리를 들려주는 것, 그런 후에 아이들의 반응을 살펴보며 기다리는 시간 3~5초가 매우 중요합니다. 아이들은 바로 반응할 것 같지만 보장구 소리에 적응도 해야 하고 반응하는 방법도 배워야 하기 때문에 소리나는 방향으로 바로 휙휙 돌아보지 않습니다. 아이들은 눈이 커지거나 찡긋거리기도 하고 우유를 먹다가 멈추기도 하고 가지고 놀던 장난감을 잠시 멈추기도 합니다. 그리고 방향과는 다르지만 두리번 거리는 반응도 보입니다. 따라서 어떤 소리에 어떤 반응을 보이는지를 잘 찾아야 합니다.

반응을 보이는 소리에 대해서는 손으로 기를 가리키며 "들렸다"는 반응을 반드시 해주어야 합니다. 아이가 불확실할 수도 있는 소리를 '네가 들은 게 맞다'는 확신을 주는 방법입니다. 소리를 들은 것에서 그치는 것이 아니라 아이에게 네가 들은 소리가 무엇인지 빠르게 확인시켜 주어야 합니다.

보이지 않는 곳에서 두드린 북소리에 아이가 반응했다면 부모의 귀에 손가락을 대면서 들었다는 반응을 해주고 아이에게 '지금 네가 들은 소리가 이것이었다'는 것을 보여주어야 합니다. 북은 가지고 놀 수 있는 장난감이니 바로 확인시켜주고 아이가 가지고 놀 수 있게 해

줍니다. 만약 욕실 물소리처럼 눈 앞에서 확인할 수 없는 소리라면 아이와 함께 가서 그 소리를 확인시켜 주는 것이 좋습니다.

아이가 그 소리를 어떤 소리인지 기억한다면, 비슷한 소리를 들었을 때 그 방향을 가리키거나 직접 갈 수 있습니다. 그렇게 되면 어떤 소리에 대한 인지가 정확하게 되었다고 볼 수 있습니다. '소리에 대한 탐지' 즉 소리가 있다, 없다는 구분하는 것보다 '소리에 대한 인지'가 훨씬 더 쉽지 않은 점이라는 것을 유념하셔서 꾸준하게 소리를 듣고 확인하는 과정은 반드시 필요합니다.

그와 동시에 언어 자극을 주는 것이 필요합니다. 언어 자극은 아직 변별의 차이가 큰 의성어부터 시작합니다. 예를 들어서 '멍멍', '음매' 처럼 다양한 동물소리, '앵~', '삐뽀삐뽀' 같은 교통기관 소리 등 청각적인 자극으로 소리를 들려주면서 아이에게 소리에 대한 인지, 사물에 대한 인지를 정확하게 주도록 합니다.

언어적으로는 동물멍멍, 꿀꿀. 어흥, 꽥꽥 등이나 교통 수단빵빵, 붕, 칙칙폭폭, 삐뽀삐뽀, 슈웅 등 과일사과, 포도, 바나나 등, 음식맘마, 까까, 우유, 물 등, 가족엄마, 아빠, 할머니, 형, 오빠, 누나, 언니 등을 비롯해서 아이를 둘러싼 사물을 중심으로 언어자극을 시작하는 것이 좋습니다. 아이의 주변에서 흔한 사물로 접근이 쉽고 친숙하며 빨리 습득해야 하는 단어이기 때문입니다.

아이가 들을 수 있는 길이나 소리의 강도와 크게 상관없는 것은 바로 '노래'입니다. '반짝반짝 작은 별'이나 '곰 세 마리'처럼 아이들이 흔히 듣고 재미있게 부를 수 있는 노래를 들려주고 같이 부르는 과정을 통해서 아이들도 노래를 즐겁게 부르고 활동에 참여하도록 할 수 있습니다.

더 나아가 아이들은 노래를 듣고 부르며 손유희 활동에도 참여할 수 있고 노래 가사나 손유희의 순서를 기억해서 활용할 수 있습니다. 아이들은 노래를 통해서 다양한 활동을 진행할 수 있으며 부모들도 다른 언어치료 방법은 어려울 수 있지만 노래 부르기 활동은 부담없이 시작할 수 있습니다.

어느 정도 노래듣기가 익숙해지면 그 다음 과정으로 노래를 중간에서 멈추면 됩니다. 예를 들어서 "반짝반짝 작은 별 아름답게 비추네"까지만 부르고 멈추면, 아이들은 그 다음 내용을 더 부르라고 요구하거나 자신이 스스로 부르거나 혹은 율동을 하면서 노래를 못하지만 그 다음 가사를 율동으로 표현하는 경우가 있습니다. 무엇이든 좋습니다.

아울러 "돼지는 꿀꿀 소는 음매"와 같은 문장이나 노래를 통해서 이렇게 아이들에게 언어적 시도를 할 수 있습니다. 소리와 단어를 연결시키는 아주 좋은 방법입니다. 아이들에게 의성어와 함께 원래 단어가 무엇인지도 알려줄 수 있어서, 언어치료에서도 많이 쓰는 방법이니 집에서도 부모님들께서 13~18개월 아이들에게 활용해 보시면 좋을 것 같습니다.

이는 청각장애 언어재활 방법에도 있는 '청각적 종결auditory closure'입니다. 아이 스스로 듣고 마무리하는 방법을 알려주고 언어 인지적인 확장도 가능하게 하는 방법입니다. 이 시기 아이들에게는 노래를 통해 의성어 의태어를 통해서 다양한 방법으로 아이들에게 청각적 종결을 알려주는 것이 좋습니다.

이 시기에는 일반적으로 초어라고 해서 첫 낱말을 하게 될 가능성이 높습니다. 우리 아이들은 들은 지 얼마 되지 않았기 때문에 아직 엄마, 아빠와 같은 말을 하지 못할 수도 있고, 이미 단어 수준의 간단한 말들을 시작했을 수도 있습니다. 아이들마다 차이는 있지만 아직 표현 언어는 다소 더디더라도 듣기 연령만 따진다면 아직 1년이 안된 아이들이라는 점을 감안해야 합니다. 다른 아이들과 비교하기 보다 아이가 이해하고 있는 언어가 하루하루 늘어가고 있다면 걱정하지 않으셔도 됩니다.

아이는 이미 언어를 충분히 배우고 익히고 발화할 준비를 시작하고 있습니다. 아이의 언어 능력에 맞는 적합한 언어 자극을 주는 것이 중요합니다. 듣기를 시작한 나이hearing age가 얼마되지 않았다는 점을 감안하여 적절한 언어자극을 준다면 아이의 언어는 충분히 성장할 수 있을 것입니다.

중이염 등 초기 아동들의
난청 질환 예방 방법

중이염은 3세 이하에서 3명 중 2명 비율로 1회 이상 앓는 매우 흔한 질환입니다. 많은 연구들의 보고에 의하면 생후 1세까지 62%에서 생후 3세까지 83%가 최소 1회 이상 걸린다고 알려져 있습니다. 중이염은 크게 급성중이염과 삼출성중이염으로 나눌 수 있습니다.

급성중이염은 아이가 보채거나, 귀를 아파하고, 귀에서 물이 나오거나, 열이 나는 등의 증상이 있습니다. 이비인후과에 내원하여 고막이 팽륜, 발적 등이 된 것을 확인하여 진단을 내릴 수 있습니다. 항생제와 소염제의 약물치료를 적절하게 사용하면 대부분 잘 치료가 됩니다. 이에 반해 삼출성중이염은 아이가 특별한 증상을 호소하지는 않지만, 이비인후과에서 고막을 확인해보면 삼출액이라고 하는 물이 고여 있고 심하면 난청이 동반되어 있어 이를 통해 진단을 내리게 됨니다. 삼출성중이염 또한 유소아에 흔하고 특히 2세경 높은 유병률을 보이는데, 평균 이환기간은 6~10주이나 더 긴 이환기간을 가지는 경우도 있습니다. 무증상인 경우가 많지만, 소아의 경우 귀를 멍멍해하거나, 안 들려 할 수 있고, 표현을 하지 못하는 유소아의 경우 감기 등 상기도 감염의 증세로 병원을 방문했다가 우연히 발견되기도 합니다. 일상생활에서 소리 반응이 떨어진 것을 보호자가 의심하여 데리고 와서 진단을 내리게 되는 경우도 있습니다. 또한 급성중이염 진단 후 수 주 이내에는 대부분의 소아에게서 삼출성중이염이 관찰될 수 있습니다. 정상 고막과 급성중이염 고막, 삼출성중이염의 고막 소견은 아래의 그림 5-2와 같습니다.

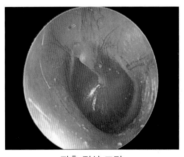
좌측 정상 고막

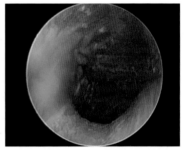
우측 급성중이염 고막

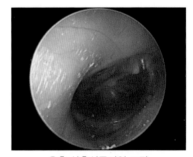
우측 삼출성중이염 고막

그림 5-2. **고막소견**

중이염이 있으면 전음성난청이 할 수 있습니다. 여기서 전음성난청은 중이염이 호전되면 청력이 정상으로 회복될 수 있는 난청입니다. 삼출성중이염으로 진단받은 환자의 약 50%에서 평균 순음청력검사의 역치가 20 dB 이상, 20%에서 35 dB 이상, 그리고 5~10%에서 50 dB으로 측정된다는 보고가 있습니다. 정상 청력은 평균 순음청력 역치가 0~25 dB 사이일 때를 의미하고, 언어 발달과정이 활발하게 일어나고 있는 유소아의 경우 15 dB보다 청력역치가 나쁠 때 언어습득과정이 영향받을 수 있는 것을 감안할 때, 유소아에서 중이염이 발생하면 상당히 많은 수에서 일시적이지만 난청이 발생할 수 있습니다. 급성중이염 및 삼출염중이염 모두 적절한 치료가 필요하며, 치료가 적절해 이루어지지 않으면, 내이에 손상을 일으켜 영구적인 감각신경성난청이 발생할 수도 있고, 삼출성중이염의 경우 고막의 비가역적 변화를 가져와 청력이 저하될 수도 있습니다. 즉 중이염의 진단과 적절한 치료는 필수적이며, 적절히 시행되지 않으면 난청으로 인한 언어습득, 언어 구사능력 저하, 행동장애 및 학습장애를 초래할 수 있습니다.

난청이 있는 2세 이하의 영유아들은 특히 중이염에 걸리지 않도록 주의하는 것이 필요합니다. 특히 한 쪽 귀는 전혀 들리지 않고, 다른 쪽 귀의 청력만 양호한 '일측성난청'이 있는 영아가 유일한 청력이 있는 귀 쪽에 삼출성중이염이 발생할 경우 갑자기 의사소통에 어려움이 발생할 수 있으며, 기간이 길어질 경우 만성중이염으로 진행하여 청력이 좋은 귀의 청력도 감소하여 양측 귀의 청력저하가 발생하게 되어 언어 발달에도 영향을 미칠 수가 있습니다. 아기들은 아직 스스로 증상을 표현하지 못하고 관찰로 중이염 여부를 판단하기 어려우므로, 난청을 진단받은 영유아들은 적어도 6개월마다 정기적으로 이비인후과 내원하여 고막 상태를 확인하고 양측 청력이 양호한지 청력검사를 시행하는 것이 필요합니다.

유소아중이염을 예방하기 위하여 한국 유소아중이염 지침에서는 다음 사항들을 권고하고 있습니다.

❶ 급성중이염 예방을 위한 폐렴구균단백결합백신 접종은 생후 2개월에서 5세 미만 모든 소아를 대상으로 표준예방접종 일정에 맞추어 접종하는 것을 권고한다.

❷ 폐렴구균다당질백신은 2세 이상에서는 인공와우 시행 또는 예정이거나 선천성 내이 기형 등 급성중이염에 속발한 수막염 발생의 위험이 높은 경우에 백신 접종을 항상 권고한다.

❸ 급성중이염 예방을 위한 인플루엔자 백신은 6개월 이상의 모든 소아에서 매년 접종하는 것을 권고한다.

❹ 재발성 급성중이염 또는 반복성 급성중이염의 정의는 6개월 동안 3회 이상 또는 최근 6개월 이내 한 차례 감염되었고 1년 동안 총 4회 이상의 걸린 경우로 정의한다.
반복성 급성중이염을 유발하는 고위험군은 집단 보육시설에 다니는 경우, 2세 미만, 모유 수유를 적게 한 경우, 누워서 우유병을 먹이거나 공갈젖꼭지를 사용하는 경우, 악안면기형

이 있거나 간접흡연에 노출된 경우이다.

❺ 재발성 급성중이염으로 진단된 유소아에서 급성중이염의 재발 방지를 위해 환기관 삽입 수술을 고려할 수 있다.

위 지침의 권고 사항 중 급성중이염에 반복하여 걸리지 않도록 예방 가능한 위험인자들, 가령 어린이집이나 유치원 등에서 전염되는 상기도 감염을 줄이도록 유행 기간에는 잠시 통원을 하지 않도록 하고 손 위생을 보다 철저히 합니다. 모유수유를 권장하고, 누워서 우유병을 빨지 않도록 하고, 공갈젖꼭지를 가능한 사용하지 않도록 하며, 가족의 흡연을 금하도록 하는 등에 대해 정상 청력을 가진 영아보다 난청아의 경우 좀 더 꼼꼼하게 챙겨주시는 것이 필요합니다. 또한, 대부분의 중이염은 코의 감염, 비염에서 시작되어 코와 중이를 연결하고 있는 이관을 통해 발생하므로, 난청아의 경우 코 감기나 부비동염, 축농증이 발생한 경우 양측 고막 상태가 양호한지 이비인후과에 내원하여 귀내시경으로 반드시 확인하는 것이 중요합니다.

Q&A

자주하는 질문과 답변

Q | 보청기나 인공와우를 착용하고
열심히 재활하면 일상생활이 가능할까요?

A | 난청 아이들의 재활에서 가장 중요한 것은 적절한 보장구를 착
용하고 적절한 매핑이나 피팅을 통해 청각적인 이득, 치료가 충
분히 잘 되었다는 것이 전제가 되어야 합니다. 보장구를 통해
전 주파수대에 골고루 증폭이 이루어지고 말지각적으로 청각
적 이득이 충분하지 않으면 언어 발달과 조음 발달에 충분한 효
과를 보기 어렵기 때문입니다.

그 후 청능훈련과 청각재활을 통해서 제대로 듣고 말하는 훈련
을 하게 되는데 이 시기를 잘 지내면 충분히 일반 학교나 유치
원 진학 등 일반적인 생활이 가능합니다. 또래 친구들과 같이
다양한 활동을 할 수 있습니다. 학교 생활을 모범적으로 잘 해

내는 청각장애 또는 난청 학생들이 많습니다. 또한, 연극, 뮤지컬, 배우, 디자인, 체육 등 각 영역에서 자신의 역할을 성공적으로 해내고 있는 난청을 가진 친구들도 많습니다. 아이를 믿고 부모님께서 열심히 노력하신다면, 충분히 즐거운 학교 생활도 가능하고 직업도 가질 수 있을 것으로 기대됩니다.

청능훈련과 언어치료는 평생동안 이루어집니다. 어릴 때부터 조기 재활을 하다 보니 일부에서는 최소 3~4년의 재활 이후에는 종결하는 경우도 있지만 보통 난청을 발견한 시점부터 많은 난청 아이들은 1주일에 적어도 1회 이상의 훈련을 지속적으로 받습니다. 혹은 이러한 언어치료는 성인 시기에까지 이어지기도 합니다. 그만큼 난청 아이들이 또래와 비슷하게 듣고 말하게 되는 과정은 시간과 노력이 많이 필요한 일이라는 것을 예상할 수 있습니다. 이러한 과정을 거쳐 난청 아이들은 훌륭한 성인으로 성장해 나갈 것입니다.

**Q | 언어치료실을 선정할 때
어떤 것을 기준으로 하면 좋을까요?**

A | 요즘 난청, 청각장애 아동을 대상으로 하는 청각언어센터 혹은 청각장애 대상 언어치료실은 청각장애 진단을 받고 보청기를 착용한 3~4개월 아이들부터 재활을 위해 방문하고 있는 실정입

니다. 우선 언어치료실을 찾으실 때 청각장애 재활 경험의 유무 혹은 교육의 유무 등으로 파악하시는 것이 필요합니다. 청각장애를 담당하는 언어재활사들을 위해서 대한청각학회에서는 정기적으로 청각구어법Auditory Verbal Therpy, AVT 교육과 심포지움을 개최하고 있습니다.

모든 언어재활사가 청각장애를 다룰 줄 알거나 청각장애 아이들을 만나본 경험이 있는 것은 아닙니다. 청각장애 재활의 특성상 인공와우나 보청기의 특성을 잘 알고 있어야 하고 부모와 함께 청각구어법AVT의 방법으로 언어치료를 진행하게 됩니다. 내이기형이나 청신경의 문제가 있는 경우, 다른 장애와 같이 있는 중복장애의 경우 등과 같이 완벽하게 청각구어법AVT을 사용하지 못할 수도 있지만, 기본은 듣기를 최대로 살리는 언어치료 방법을 사용하게 되기 때문입니다.

집 근처의 청각장애 전문 언어치료실을 찾아보는 것이 가장 쉬운 방법입니다. 청각장애 전문 언어치료실은 대부분의 선생님들이 청각장애에 대한 임상 경험이 있고 대학교나 대학원에서 청각장애를 공부한 경험이 있는 분들입니다.

지역적 특성 등으로 그것이 쉽지 않다면 각 지역의 센터나 병원에서 청각장애의 경험이 있는 선생님을 찾으시는 것이 좋습니다. 각 대학병원 이비인후과나 대한청각학회 등을 통해서 청각장애의 경험이 있는 언어치료실을 확인할 수 있습니다. 대한청각학회에는 청각구어법AVT 심화 수료 언어재활사 명단 및 기관을 공지하고 있습니다.

Q | 내이기형의 경우 재활 방법에 차이가 있을까요?

A | 달팽이관에서 청신경으로의 통로가 좁아서 듣기가 어렵다고 알려져 있는 내이기형narrow IAC은 피아노에 비유하자면 건반 수가 다른 일반적인 건반보다 훨씬 적은 피아노를 치는 것과 같습니다. 따라서 아이들이 제대로 된 소리를 듣기가 어렵고 비슷한 주파수대의 소리의 변별이 어려운 것은 물론 인공와우 수술을 하더라도 수술장에서 전극반응을 제대로 관찰하기 어려운 경우가 많습니다. 보통의 경우는 재활이 쉽지 않고 부모님과 아이의 많은 노력이 필요합니다.

듣기만으로 변별이 어려운 내이기형이라 하더라도 1년~1년 반 정도는 듣기에 집중하는 언어치료가 중요합니다. 듣기는 어렵지만 청각적인 집중과 보청기 피팅 및 인공와우 매핑을 통해서 가능한 듣기 정확도와 집중도를 최대로 올리는 과정은 매우 중요합니다. 아이들이 귀를 통해 최대한 듣게하기 위해서 인공와우나 보청기를 했다는 것을 잊지 말아야 합니다.

단, 아이의 언어 지연 등 다양한 문제가 발생할 수 있기 때문에 듣기만으로 어려울 경우에는 시각과 촉각 등을 함께 제공하는 방법으로 아이의 언어와 듣기를 촉진해야 합니다. 그렇다고 해서 완전히 듣기를 배제하거나 입모양이나 시각적인 단서를 지나치게 강조하는 것은 권하지 않습니다.

아이에게 소리를 들려줄 때는 아이가 듣기가 어렵기 때문에 최대한 가까이 다가가서 소리의 크기를 낮추어 아이에게 정확한 소리를 들려주는 과정이 필요합니다. 그리고 소리를 먼저 들려주고 시각적인 단서를 제공한 후 다시 청각적인 소리를 들려주는 '청각적 샌드위치auditory sandwich'의 과정은 반드시 필요합니다.

내이기형이라고 해서 특별한 방법이 있는 것은 아닙니다. 청각적인 집중과 변별훈련에 집중하면서 아이의 언어 발달이 이루어질 수 있도록 자극하고 촉진하는 것은 동일합니다. 그러나 청각재활적으로 가능한한 모든 방법을 써서 아이의 듣기와 언어를 자극할 수 있도록 노력해야 한다는 점을 반드시 기억해야 합니다.

언어와 청각 발달 체크업 단계 : 18~24개월

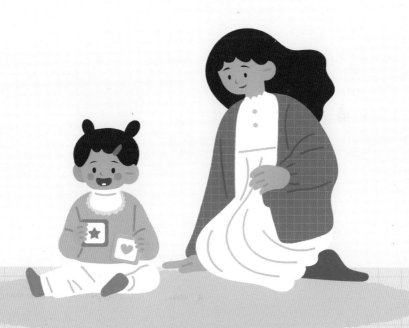

01

정상적인 언어 및 신체, 정서 발달 체크리스트

●●●● 신체 발달

아이들은 24개월이 가까워지면 걷기와 뛰기에 능숙해집니다. 손을 잡아주면 한 층씩 양발을 맞춰서 계단을 오를 수 있습니다. 그러나 계단 오르기는 아직 힘들어하고 대부분의 아이들이 계단을 내려오는 것을 무서워합니다. 발 앞에 놓여진 공을 차거나 양발을 맞춰 깡총 앞으로 뛰는 동작도 할 수 있습니다.

눈과 손을 협응할 수 있게 되면서 손에 연필이나 색연필 등을 쥐어주면 간단한 모양을 그릴 수 있습니다. 또 숟가락을 쥘 수 있게 되면서 혼자 먹으려고 고집을 피우기도 하지만 입으로 들어가는 음식보다 흘리는 것이 더 많습니다. 큰 공을 손으로 잡을 수 있고 공을 굴리는 활동도 가능합니다. 아이 스스로 2개에서 5개 미만의 블록을 쌓아올릴 수 있습니다.

●●● 인지 발달

이 시기의 아이는 하고 싶은 것이 많아집니다. 신체 발달과 함께 환경, 감각, 운동 기능들이 좋아지면서 아이의 인지도 함께 발달하게 됩니다. 이전과는 달리 혼자서 이것저것 탐색하면서 노는 놀이가 아니라 자신의 놀이에 여러 가지를 개입시키기를 좋아합니다. 부모들은 아이가 요구하는 것에 대해 반응하고, 아이가 학습하는 데 필요한 적절한 격려나 지지를 하는 것으로 충분합니다.

아이들은 소꿉놀이를 하며 엄마, 아빠에게 컵을 건네주기도 하고, "밥 먹어"라고 말하며 장난감 냄비에 담긴 모래를 숟가락에 담아 건네는 시늉도 합니다. 이럴 때 부모들은 아이에게 "감사합니다~"라고 반응하며, "맛있다"며 먹는 흉내를 내주는 것이 좋습니다. 부모의 이런 반응과 함께 아이들은 즐겁게 상호작용놀이를 할 수 있습니다.

엄마와 함께 간단한 집안일을 모방하는 것도 가능합니다. 아이가 집안에서 일어나는 일을 따라 하기 때문에 집안일에 흥미를 많이 갖게 되고, 이러한 집안일을 아이와 함께 하는 것은 아이에게 좋은 영향을 줍니다. 이러한 사회적 놀이 속에서 아이의 인지가 성장하는 시기라는 점을 꼭 기억해야 합니다.

18개월쯤 되면, 전에 한 번도 해 보지 못했던 새로운 일들을 찾아내는 능력이 생기기 시작합니다. 아기들은 새로운 물건이나 상황에 접하면 적극적으로 모험을 시도합니다. 이들은 무엇이 일어나는가를 알기 위해 일을 저질러 보기도 하고 시행착오를 겪으며 해결을 경험하게 됩니다.

자신의 행동이 미치는 영향이나 타인의 행동을 관찰하는 데 관심이 있고 다양한 탐색 활동이 나타납니다. 타인의 행동을 모방하는 것이 놀이의 일부가 되고 지금 관찰한 행동을 즉시 행동으로 옮기지 않고 기억해 두었다가 시간이 지난 후 모방합니다. 예를 들어 엄마가 바닥을 걸레로 닦는 행동을 지켜보았다가 나중에 엄마를 흉내내면서 옷이나 수건, 물티슈를 가지고 방바닥을 닦는 행동을 하게 됩니다.

또한 부모가 다른 아기를 안고 있거나 예뻐해 주면 아기는 엄마에게 달려와서 자기를 안아달라고 하거나 우는 것으로 질투 반응을 나타내기도 합니다. 그리고 아프거나 졸리거나 배가 고프거나 무섭거나 화가 날 때 등 여러 가지 다양한 상황에서 울음을 터트립니다. 아기의 울음은 정서적 표현인 동시에 아기의 의사소통 수단입니다. 1세 전후에는 졸리거나 배고픈 경우와 같이 기본적인 욕구가 채워지지 않을 때에 울지만 2세 전후가 되면 도움을 청하기 위해 혹은 부모의 관심을 사서 자기가 원하는 것을 하기 위해 거짓으로 울기도 합니다.

이 시기 아기는 호기심과 모험심이 왕성한 때입니다. 새로운 행동에는 항상 위험이 따르게 되므로 잠시도 눈을 떼지 말고 지켜보아야 합니다. 그러나 위험하다고 해서 아기의 자율적인 시도들을 "하지마"하고 금지시키기만 한다면 아기는 점차 스스로 탐색하는 일을 하고 싶지 않을수도 있습니다. 될 수 있는 대로 주변환경 속에서 자유롭게 탐색하고 운동할 수 있는 기회를 만들어 주도록 합니다. 그런 경험을 통해서 위험에 대해 자신이 판단할 수 있는 힘이 갖추어지는 것입니다.

아이들은 놀이를 통해 생각하고, 생각하며 놀고 이것을 통해 배웁니다. 이 시기 아기들이 서랍이나 싱크대 문을 열어 물건들을 꺼내거나 장난감으로 집안을 어지럽히는 것은 지극히 당연한 행동입니다. 부모는 집안이 지저분해지고 여러번 청소를 해야 하는 것을 각오하는 것이 좋습니다. 인지 발달을 위해 교재나 교구보다 자연스럽게 주변 환경에서 스스로 놀며 배울 수 있도록 지켜보고 격려하는 것이 필요합니다.

●●● 언어 발달

24개월이 가까워지면서 두 단어를 연결해서 짧은 문장을 만들어 사용하기 시작하고 명사뿐만 아니라 동사나 형용사도 조금씩 사용합니다. 빠른 아이들은 '엄마, 맘마', '엄마, 타', '물 먹어', '집 가' 등 두 단어를 연결하는 모방이나 표현이 시작됩니다. 이렇게 두 단어를 조합하기 시작하면서 아기들의 언어 표현 능력은 급격히 증가하게 됩니다. 아이들이 이해하는 어휘도 급속하게 늘기 시작합니다. "뭐야?"와 같은 의문사를 이해하기 시작해서 그 질문에 에, 아니오로 대답할 수 있습니다. 장난감, 음식 등 의미있는 단어를 사용해 표현하기 시작합니다.

아울러 이 시기 아기는 조음조절능력과 친숙성을 발달시키고 자가 모니터링 능력을 통해 발음하기 좋은 소리와 성인의 소리를 반복적으로 연습합니다.

청각장애 영유아의 말소리 발달에 대한 연구에서 3세 이전에 인공와우 이식 수술을 받은 36명의 청각장애 영유아를 대상으로 수술 후 3년까지의 음소습득 연령을 분석한 연구 결과, 인공와우이식 전에는 말·언어 발달이 거의 전무하였지만 수술 후 음소를 습득하는 데 지연되기는 하여도 내용적으로는 정상발달과 비슷한 순서로 발달하는 것으로 나타났습니다(김정서, 2006).

인공와우 매핑

수술 후 첫 매핑을 하고 나면 그 다음부터는 아동의 반응에 따라 주기적으로 매핑이 이루어지게 됩니다. 이 시기의 아동을 매핑하기 위해서는 매핑 환경이 무척 중요합니다. 먼저 아동의 주의 집중을 혼란시킬 수 있는 환경보다는 편안함을 줄 수 있는 실내 장식 및 가구를 배치하는 것이 좋습니다. 또한 이 시기의 아동들에게 반응을 유도하기 위해 장난감을 사용하는 경우가 있는데 장난감은 아동들이 좋아할 만한 장난감으로 준비를 하는 것이 좋습니다. 간혹 하나의 장난감에 싫증을 내는 아동들이 있기 때문에 이런 아동들을 위해 여러가지의 장난감들을 준비하는 것이 좋습니다. 그리고 스스로 의자에 앉지 못하는 아동들을 위해 끈이 달린 유소아용 의자를 준비하는 것이 좋습니다.

이때 아동의 매핑 전문가를 볼 수 있도록 앉게 하기보다는 시각적 단서를 제공하지 않도록 45도 각도에 앉게 하는 것이 중요합니다. 하지만 가끔 이런 의자에 앉기를 거부하는 아동들이 있기 때문에 이럴 경우에는 아동이 자유롭게 기어 다니거나 걸어다닐 수 있도록 바닥에 매트를 깔아 놓는 것도 필요할 수 있습니다.

이와 같이 매핑 환경을 갖추고 나서 매핑을 시작하려고 할 때 약 5분 정도는 아동의 상태를 파악하는 것이 중요합니다. 그래서 이 시기에 매핑을 할 때에는 아동의 언어재활사와 부모 그리고 매핑 전문가가 긴밀하게 협조를 하는 것이 매우 중요합니다. 가장 바람직한 것은 아동 매핑을 할 때에 언어재활사, 부모 그리고 매핑 전문가가 한 공간에서 협업을 하는 것입니다. 하지만 이는 현실적으로 어려운 상황입니다. 그렇기 때문에 각 전문가들과 부모가 상호작용을 하는 것이 무척 중요합니다.

먼저 매핑 전문가와 부모가 상호작용을 잘 하는 것이 중요합니다. 매핑을 하는 시간 동안에 아동의 상태에 대해 매핑 전문가가 정확하게 파악할 수 없기 때문에 집에서 아동이 어떻게 듣고 있는지, 기기 착용은 잘 하고 있는지, 가족들과 소통은 어떻게 하고 있는지, 또한 아동이 들을 수 있는 소리와 들을 수 없는 소리는 무엇인지 그리고 언어치료를 받는 태도는 어떠한지 등에 매핑 전문가에게 설명해 주시면 매핑할 때 많은 도움을 받을 수 있습니다. 그리고 언어재활사와 상호 작용도 무척 중요합니다. 언어재활사들은 아동을 일주일에 1~2

회 치료를 하고 있기 때문에 아동의 듣기 상태에 대해 알 수 있습니다. 따라서 언어재활사가 치료하면서 느꼈던 아동의 듣기 상태, 치료 태도, 의사소통 발달 수준 등에 대해 피드백을 주시면 훨씬 더 짧은 시간 안에 세밀한 매핑을 할 수가 있습니다. 이런 정보들을 알고 있으면 매핑하는 시간 안에 더 효과적으로 매핑을 할 수가 있습니다.

이와 같이 아동의 듣기 상태에 대한 정보를 수집하고 나면 가장 먼저 해야 할 일이 수술 부위의 염증 및 감염 여부를 조사하는 것이 필요합니다. 첫 매핑 때 선택한 어음처리기 코일의 자석세기가 적절했는지 점검해 주는 것이 중요합니다. 그 동안 어음처리기를 사용하면서 자석은 머리에 잘 붙어 있었는지 아니면 잘 떨어졌는지 점검을 해 보고 또 자석 세기로 인해 수술 부위에 발진이 있었는지 없었는지 혹은 피부 괴사가 없었는지를 파악해 보는 것이 중요합니다.

만약 아무런 이상이 없다고 판단이 되면 그 다음으로는 내부 기기의 임피던스를 측정하게 됩니다. 첫 매핑 할 때 임피던스 측정을 하였지만 임피던스라는 것은 시간이 지날수록 변화될 수 있기 때문에 매핑할 때마다 다시 해 주는 것이 필요합니다. 이때 주의 깊게 살펴보아야 하는 것은 전극의 임피던스 상태입니다. 전극은 달팽이관에 삽입되어 있기 때문에 전극의 임피던스는 일정 정도의 정상 수치가 나와야 전극의 기능이 정상임을 알 수 있습니다. 그런데 수술 후 아동이 딱딱한 표면에 부딪히거나 하면 전극의 임피던스가 너무 높거나 너무 낮게 됩니다. 너무 높게 나온 것을 오픈open 되었다고 하고 이는 전극을 감싸고 있는 전선이 손상되었거나 전극이 와우 밖에서 존재해서 일시적 또는 영구적으로 손상되었다는 이야기입니다. 또 전극의 임피던스가 너무 낮게 나오는 경우를 쇼트short 되었다고 하는데 이것은 전선을 감싸고 있는 코팅이 파손되었거나 전극이 다른 전극과 접촉되어 영구적으로 손상되었다는 것을 의미합니다. 이와 같이 임피던스 측정에서 전극이 오픈open, 쇼트short가 되었다고 하면 매핑할 때 이 전극들을 사용할 수 없게 됩니다. 그래서 매핑 전문가는 매핑할 때마다 임피던스를 지속적으로 측정을 해서 부모님들에게 전극 상태를 설명해 주는 것이 필요합니다. 그 전에 인공와우가 소리를 전달하는 순서를 아는 것이 필요한데 그 원리는 다음과 같습니다(그림 6-1).

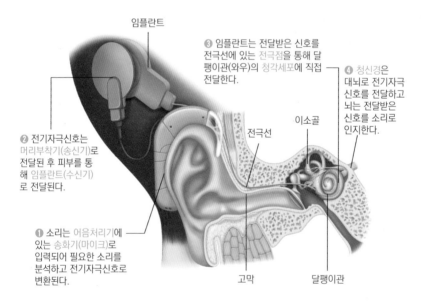

임플란트

❸ 임플란트는 전달받은 신호를 전극선에 있는 전극점을 통해 달팽이관(와우)의 청각세포에 직접 전달한다.

❹ 청신경은 대뇌로 전기자극신호를 전달하고 뇌는 전달받은 신호를 소리로 인지한다.

❷ 전기자극신호는 머리부착기(송신기)로 전달된 후 피부를 통해 임플란트(수신기)로 전달된다.

전극선

이소골

❶ 소리는 어음처리기에 있는 송화기(마이크)로 입력되어 필요한 소리를 분석하고 전기자극신호로 변환된다.

고막

달팽이관

그림 6-1. **인공와우의 기본원리**

이와 같이 전극의 임피던스 상태를 측정한 후 아동의 듣기 상태를 부모로부터 듣고 나서 매핑 전문가는 아동의 듣기 상태 촉진을 위해 어떻게 매핑을 해야 할지 매핑 전략을 세우게 됩니다. 매핑을 하는 목표는 먼저 아이들이 들을 수 있는 가청력을 회복시켜주는 것입니다. 소리를 잘 들어야 말소리를 이해하고 표현할 수 있기 때문에 아동이 작은 소리에도 민감하게 반응하게 해야 합니다. 두 번째는 우리들이 편하다고 느끼는 소리를 아동들도 편하게 듣게 하는 것이 중요합니다. 또한 큰 소리는 크다고 느낄 수 있게 자극 수준을 정해주는 것이 좋습니다. 마지막으로 말지각 능력과 조음^{발음} 산출이 최상으로 나타날 수 있도록 해야 합니다. 이때 인공와우 수술을 한 아동들의 말지각 능력 및 발음 상태를 같은 또래의 정상 아동과 비교해서는 안 되고 수술을 한 이후부터 듣기 연령으로 계산해서 듣기 연령과 비슷한 정상 아동과 비교하는 것이 바람직합니다. 이러한 목표를 가지고 아동들이 최상의 말지각 능력이 발달할 수 있도록 매핑 전략들을 세우게 됩니다. 아동을 양육하고 많은 시간을 보내면서 아동을 관찰하는 부모님 입장에서 매핑 시 아동 듣기 상태 및 발달 단계를 확인하고 매핑 프로그램을 이해하기 위해 매핑에 대한 기본적인 지식을 가지고 있는 것이 중요합니다.

지금부터는 매핑할 때 말지각 발달에 영향을 주는 변수들 중 많이 사용되는 변수들 중심으로 설명을 드리도록 하겠습니다. 매핑에서 제일 중요한 것은 소리 크기를 적절하게 결정하는 것입니다. 제조사에 따라 사용하는 용어에는 차이가 있지만 소리 크기에서 작은 소리를 의미하는 T level과, 편안한 소리를 의미하는 C level을 말합니다. 이런 T level은 작은 소리를 듣는 것과 관련이 있어 소리 설정에 매우 중요한 요소이지만 어린 아동들은 작은 소리에 대한 반응을 제대로 해 줄 수 없기 때문에, 아동들의 T level을 설정할 때에는 객관적인 청신경 반응 검사 결과(그림 6-2)를 사용해서 설정해 줄 수도 있습니다.

반면, 편하게 듣는 수준인 C level 코클리어사, M level AB사, MCL 메델사 은 매우 신경을 써서 설정해 주는 것이 중요합니다(그림 6-3). 약 4세 이전 아동에서는 자극을 주고 이 소리가 큰지 작은지 표현해 주는 것이 제한적이기 때문에 C level을 설정할 때에 매핑 전문가들은 아동의 반응양상과 함께 청신경 반응을 측정하여 C/M level을 설정해 주게 됩니다. 하지만 모든 아동들이 청신경 반응이 나타나는 것은 아니기 때문에 아동의 행동 반응에 근거하여 C/M level을 설정하는 것이 기본입니다

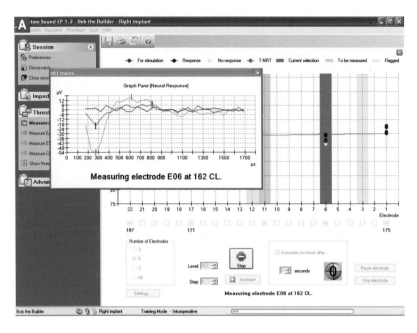

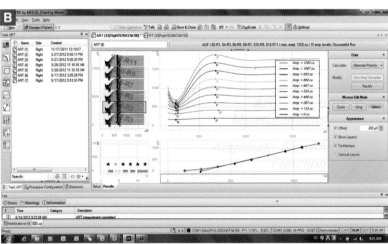

그림 6-2. **각 회사별 신경전기 반응**(A는 코클리어 회사의 신경전기 반응, B는 메델 회사의 신경전기 반응 측정 화면.)

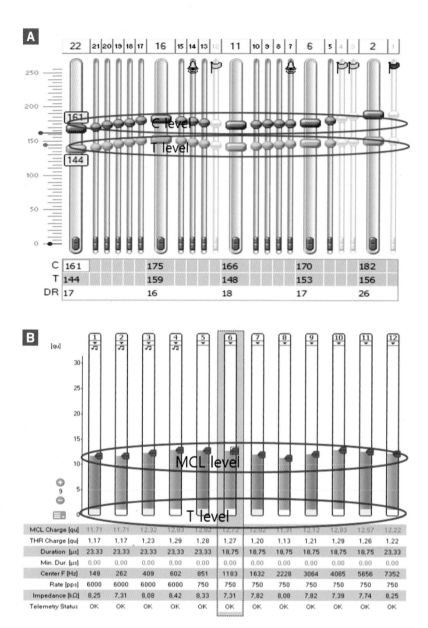

그림 6-3. **각 회사별 전기 자극 수준**(A는 코클리어 회사, B는 메델 회사.)

일반적으로 아동을 흥미로운 놀이에 참여시키고 아동이 어떤 반응을 보이는지에 따라 자극의 세기를 점차적으로 증가시키거나 감소시켜서 조절해 주게 됩니다. 아동이 자극을 듣고 울기 시작하면 이는 소리가 너무 크다는 것을 의미하기 때문에 울기 직전의 수준에서 C/M level을 설정해 주면 됩니다. 또한 소리 자극을 듣고 아동이 호흡을 멈추거나, 얼굴 표정이 약간 긴장되거나, 울면서 보호자를 찾거나, 손이나 옷 그리고 장난감 등을 세게 쥐는 행동을 취하거나 혹은 눈을 깜박거리는 행동들을 할 때 이 수준에서 C/M level을 설정해 주면 됩니다. 혹은 각 채널들의 C/M level을 설정한 후 라이브 상태로 가서 소리를 직접적으로 들려준 후 소리 나는 장난감으로 C/M level을 설정할 수도 있습니다. 장난감을 가지고 놀 때 매우 큰 소리를 내면서 놀면 C/M level이 낮게 설정되었다는 것이고, 활발하게 놀던 아동이 갑자기 멈추면 이는 C/M level이 너무 높게 설정되었다는 것을 의미합니다.

이와 같이 T level, C/M level을 설정한 후 ling 6(아, 이, 우, 쉬, 스, 음)의 소리를 탐지할 수 있는지 확인함으로써 말소리 주파수 범위의 소리를 적절하게 듣고 있는지를 알 수 있습니다.

이 외에도 말지각 능력에 영향을 주는 매핑 변수들이 많이 있습니다. 그 중에서도 중요한 몇 가지를 설명하면 다음과 같습니다. 첫 번째는 자극 속도인데 이는 말 지각 능력에 영향을 미칩니다. 자극 속도란 1초에 몇 번 자극하는지를 의미하는 것인데 코클리어 회사에서는 900 pps가 기본이고 250~3000 pps까지 설정할 수 있지만 메델, AB 회사에서는 자극 폭이나 신호전략과 연계해서 자동으로 조절이 됩니다. 대체로 자극 속도가 1000 pps 이하의 느린 속도를 선호하지만(Balkany et al , 2007; Weber 2007) 자극 속도를 높이면 소리 고저pitch를 높게 인지하게 되거나, 이명이 유발될 가능성이 있으므로 조심해서 자극 속도를 설정해야 합니다. 하지만 기본 속도에서 별 차이가 없으면 자극 속도를 높여보는 것도 하나의 방법입니다. 그리고 청신경 병증, 내이기형, 농 기간이 길었던 사람은 1000 pps로 설정해주면 효과적일 수 있습니다.

두 번째로는 자극폭pulse width입니다. 코클리어 회사는 자극 폭을 선택할 수 있지만(그림 6-4) AB 회사는 자동, 수동으로 설정할 수 있고, 메델 회사는 MCL 수준과 연계 되어서 자극폭이 결정됩니다. 주로 내부 기기의 최대 허용 전압때문에 C/M 레벨을 더 이상 올릴 수 없을 때 자극 폭을 증가시키게 되면 소리를 더 크게 들을 수가 있습니다. 하지만 자극폭과 자극 속도 사이에는 반비례 관계가 존재하기 때문에 자극폭을 높이는 것은 바람직하지 않고 아동의 말지각 발달 상태를 보아가면서 조절하는 것이 좋습니다

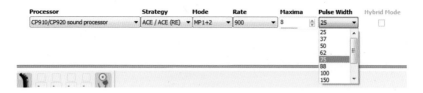

그림 6-4. **코클리어사의 자극 폭(pulse width)**

세 번째로는 주파수 할당frequency입니다. 각 회사마다 최대로 할 당할 수 있는 주파수 범위가 다릅니다. 코클리어는 7938 Hz, 메델은 8500 Hz (그림 6-5), AB 회사는 8000 Hz까지 주파수 할당을 할 수 있 습니다. 주로 전극 임피던스가 비정상이거나 안면 신경 자극이 이루 어지거나 통증이 있을 때에는 전극을 비활성화시키는 것이 필요한데 이때에는 그 전극을 제외한 나머지 전극으로 주파수 할당이 자동으 로 이루어지게 됩니다. 어음인지 향상과 선호하는 음질을 위해 주파 수 범위를 변경해 볼 수 있습니다. 주로 성인은 주파수를 최소 6000 Hz, 반면 아동은 7000 Hz까지 주파수를 할당하면 어음 인지와 산출 이 증가합니다(Stelmachowicz, 2001). 음악 듣기를 위해서는 주파수 할 당을 보다 넓혀주는 것이 효과적입니다. 주파수 할당을 새롭게 하였 다면 그 이유에 대해 아동 부모님에게 설명을 하고 잘 살펴볼 것을 권고하는 것이 필요합니다.

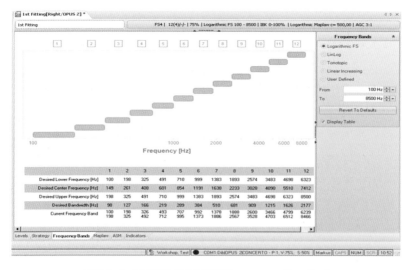

그림 6-5. **메델사의 주파수 할당(Freguency allocation)**

네 번째로는 민감도를 들 수 있습니다. 민감도란 마이크에서 소리를 받아들여 처리하는 기능으로 민감도를 증가시키면 작은 소리를 더 잘 들을 수 있게 되고 반면, 민감도를 감소시키면 작은 소리가 잘 안 들리고 큰 소리가 더 잘 들리게 됩니다. 기본 값에서 증가시키면 작은 소리를 잘 듣게 되고 감소시키면 작은 소리를 덜 듣게 되는 효과를 가져오기 때문에 아동의 듣기 상태에 따라 적절하게 설정해 주는 것이 필요합니다.

매핑을 할 때 아동이 모든 채널들이 눈 떨림 없이 잘 듣는지를 파악하는 것이 중요합니다. 내이 기형이 있는 아동의 경우 소리 자극을 세게 주어야 하기 때문에 가끔 눈 떨리는 특정 전극들이 있을 수 있습니다. 음질이 왜곡되거나 안면 신경 자극이 발생하는 지를 각 전극별로 순차적으로 켜보거나sweeping 어음처리기를 켠 채로 말소리나 큰 소리, 악기소리를 들려주어 안면 자극 없이 소리를 감지하는지를 확인합니다.

마지막으로, 아동의 특성에 맞게 매핑을 한 후 아동이 잘 듣는지를 평가합니다. 첫 매핑 시에는 아동의 이름을 불러보거나 아니면 손뼉을 쳐 보거나 해서 아동이 어떻게 반응하는지를 살핍니다. 반응에 대한 신뢰를 위해 이 과정에서 언어재활사와 협력하여 아동의 상태를 파악하고 상의하여 아동의 듣기 수준을 평가합니다. 이에 대한 매핑이 적절하다고 판단되면 어음처리기에 매핑 프로그램을 삽입하여 아동 부모님이 잘 활용할 수 있도록 설명을 해줍니다.

프로그램 내용뿐만 아니라 기기 사용에 대해 안내합니다. 예를 들어 불빛의 형태에 따라 기기 작동 여부나 건전지 상태, 머리에 부착하는 코일의 상태를 점검할 수 있습니다. 어플을 통한기기 확인방법을 안내하고 건전지 충전하는 법, 건전지 교체하는 법, 리모콘 작동법, 습기 제거하는 방법과 같은 전반적인 어음처리기 관리 방법에 대해 설명해 주어야 합니다.

아동의 반응을 통한 소리 크기 설정 및 기기의 다양한 변수 조절, 프로그램 사용안내, 기기 사용 및 관리, 어음처리기 사용을 통한 아동의 말소리 지각과 청각 발달 과정 확인 등 이 모든 것이 매핑 과정이라고 할 수 있습니다.

　사실 매핑을 한다는 것은 가수의 공연과 비슷하다고 할 수 있습니다. 가수가 노래를 잘 하는 것은 매우 중요합니다. 공연에서 가수가 노래를 잘 하지 못하면 그 공연은 실패한 것이라고 할 수 있습니다. 즉 매핑에서 소리 크기 범위인 T level, C/M level을 잘 설정해 주는 것은 가수가 노래하는 것과 같다고 할 수 있습니다. 유소아 아동들의 T level, C/M level을 잘 찾아주기만 해도 말지각 능력 발달을 위한 기본은 하는 것입니다. 그리고 가수 외에 다른 여러 악기들이 합주를 잘 하게 되면 가수의 노래를 더 돋보이게 할 뿐 아니라 공연 전체를 성공시킬 수 있습니다. 즉 T level, C/M level 이외에 자극 속도, 자극 폭, 주파수 할당, 민감도 그리고 전극별 크기확인과 같은 변수들을 잘 조절하면 말지각 능력을 더 많이 향상시킬 수 있으므로 매핑 전문가들은 다양한 변수들을 활용하여 아동들의 말지각 능력 발달을 시킬 수 있도록 최선을 다해야 합니다.

03

보청기 피팅

3개월 이후 난청이 진단된 유소아의 경우 보청기 착용은 청각 언어 중추 신경 발달에 있어 매우 중요합니다. 청각적인 측면에서 아동의 보청기는 외이도가 작고 신체 발달 과정에 있기 때문에 성인과는 다른 보청기 적합 및 조절이 필요합니다. 난청의 기준이 되는 청력 역치가 성인의 경우는 25 dBHL을 기준으로 하지만 아동의 경우는 음소습득을 위해 그 크기를 고려해 볼 때 15 dBHL보다 더 작은 크기의 소리도 들어야 정상 청력으로 인정됩니다. 그만큼 아동이 소리를 이해하기 위해서는 보다 작은 소리도 감지할 수 있어야 합니다. 신생아 선별검사를 시행하고 고도난청으로 진단받은 아동이라면 적절한 소리 자극을 받기 위해서 꼭 보청기 착용을 고려해야 합니다.

영아 시기에 난청 유형과 정도에 따라 보청기를 선택하고 구입하는 방법은 앞장에서 확인하였습니다. 보청기 착용 시 아동의 청각, 언어 발달을 위해 신중하게 지켜보아야 합니다.

아동의 보청기 재활에서 무엇보다도 중요한 부분은 적합한 보청기 선택뿐만 아니라 적절하게 보청기 조절을 해주고 조절 상태를 주기적으로 평가하여 기기 관리를 받는 것이 매우 필요합니다. 보청기는 난청을 치료해 주지는 못합니다. 보청기 착용 권고를 받는 환아 부모님들이 주로 문의하는 질문 중 하나가 열심히 보청기를 하고 언어 발달을 하여 말소리 듣기를 잘 하게 되면 보청기를 뺄 수 있는가에 대해 물어보십니다. 안타깝게도 아직은 증폭가능한 기기 중 보청기를 대체할 수 있는 기기는 없습니다. 난청 정도가 심하여 보청기 착용으로도 말소리 이해가 어려운 경우는 인공와우 수술을 고려해 볼 수 있으며 이 또한 어음처리기라는 외부 장치를 지속적으로 사용해야합니다. 보청기는 정상인이 듣는 소리 크기 정도로 소리를 증폭하여 말소리에 대한 가청력을 회복하고 큰 소리로 인해 소음성 난청을 일으키지 않도록 증폭을 잘 조절해 주는 것이 보청기 재활의 핵심이라 할 수 있습니다.

아동의 청각적, 비청각적 요인에 따라 선택한 보청기는 기기 특징, 기능에 따른 음질, 말소리 명료도 등을 고려하여 조절해야 합니다. 유소아의 청력 손실을 적절하게 보상하여 증폭해주는 방법을 보청기 적합fitting이라고 합니다. 전반적인 보청기 적합과정을 설명하는 이유는 우리 아이가 착용하게 될 보청기가 어떤 과정을 통해서 이루어지는가에 대한 부모님의 이해가 높아지면, 기기에 대한 부담감이나 향후 기기 착용을 통한 재활을 하는 데 보다 확신을 가질 수 있기 때문입니다. 다음은 보청기를 적합하는 전반적인 과정을 살펴보겠습니다.

●●● 보청기 적합fitting 및 조절 과정

❶ 행동관찰청력검사BOA, 시각강화청력검사VRA를 통해 양측 귀의 저주파수와 고주파수의 청력 역치를 구합니다. 행동 청력 검사를 통해 청력 역치를 구하기 어려우면 객관적 청력검사를 통해 청력 역치를 환산하여 사용합니다.
보청기는 아동의 청력을 기반으로 난청 정도에 따른 필요한 부분을 소리를 키우는 것이 목표이므로 청력 수준이 얼마 정도인지를 확인하는 과정은 기본이면서 동시에 필수 조건입니다.

❷ 보청기 프로그램과 보청기를 연결합니다. 보통 유소아 아동의 경우 귀걸이형 보청기를 선택하며 외이도에 소리 증폭을 전달하기 위해 이어몰드earmold를 이용하여 외이도에 삽입하여 보청기의 소리를 전달합니다(그림 6-6).

❸ 난청을 보상하기 위한 적절한 유소아용 보청기 처방 값을 선택하고, 아동이 들을 수 있을 것이라고 예상되는 보청기 증폭 값을 설정합니다(그림 6-7).

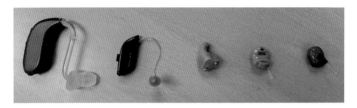

그림 6-6. **보청기 모양 형태**

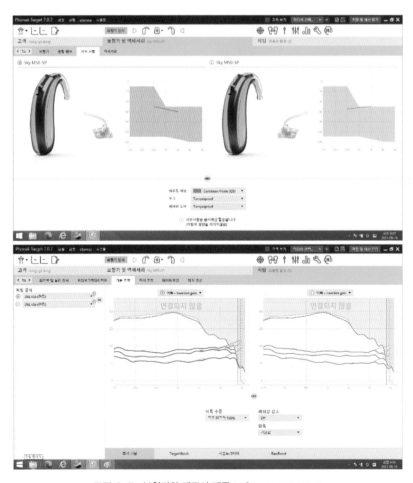

그림 6-7. **보청기와 제조사 제공 software program**

④ 귀의 외이도의 공명 특성과 연령에 따른 성장 과정 중의 외이도 길이 및 다양한 요소들에 따른 음향학적 특성들을 확인합니다.

⑤ 각 개인마다 아동의 외이도의 특성을 측정하기 위해서 외이도에 탐침마이크probe microphone를 삽입하여 검사를 합니다. 이를 실이 측정 검사Real ear measurement라고 합니다(그림 6-8). 실이측정 검사는 소요되는 시간은 5분 이내로 빨리 시행할 수 있으나 소아의 협조가 매우 필요한 검사로 아동이 울거나 움직임이 과도하면 외이도에 정확한 탐침마이크 삽입이 어렵습니다. 사용하는 이어몰드에 측정용 탐침 마이크를 붙여 삽입하는데(그림 6-9), 아동의 주의를 돌리기 위해 장난감을 보여주거나 시각적으로 흥미로운 대상을 제공하여 탐침 마이크에 주의 집중하지 않게 합니다. 여러 노력에

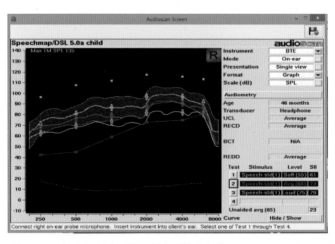

그림 6-8. 보청기 분석 시스템을 통한 실이측정결과(real ear measurement)

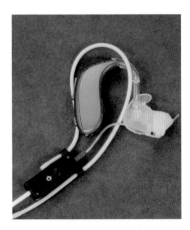

그림 6-9. **보청기에 탐침마이크(Probe nic) 연결**

도 불구하고 아동의 협조가 여의치 않으면 객관적 청력검사
를 하기 위해 방문했을 때, 수면 상태에서 검사를 고려해봅
니다.

❻ 보청기가 작은 소리$^{50\,dBSPL}$, 중간소리$^{65\,dBSPL}$, 큰 소리$^{80\,dBSPL}$
를 적합하게 출력하는지를 확인하고 최대출력^{OSPL90}을 확인하
여 과도하게 보청기 증폭을 하여 소음성 난청을 발생하는 것을
방지 합니다.

❼ 선택한 보청기의 기능의 정도에 따라 신호처리 특성들을 조
절합니다. 소음대잡음비를 향상시키기 위한 특성들로는 방
향성 마이크, 소음감소 기능이 있습니다. 고심도 난청을 제
외하고 자동적으로 방향성 모드가 전환되는 기능을 활용하
거나 필요한 양보다 이득을 더 많이 줄이지 않도록 적응형
소음감소 알고리즘을 설정해주면 어음이해에 도움을 줄 수

있습니다. 생후 2년 동안 급격히 영아의 머리 모양과 크기가 변하기 때문에 머리 가까이 손을 대거나 신체 접촉이 발생하면 소리가 반사되어 자주 '삐하는 소리'의 피드백이 발생합니다. 이를 예방하기 위해 피드백 제거 알고리즘을 활성화해 줄 수 있습니다. 피드백 제거 기능은 특정 부분의 주파수대의 크기를 제한하며 이는 해당되는 주파수의 말소리 감지를 못할 수 있습니다. 따라서, 피드백 제거 기능을 작동시켜도 목표로 하는 소리크기가 적절하게 전달이 되고 있는지, 이어 몰드가 잘 맞는지 주기적으로 확인해야 합니다.

❽ 무선기술의 발달에 따라 보청기와 외부 음향장치와의 연결성이 진화하고 있습니다. 보청기 제조사가 제공하고 있는 어플리케이션을 통해 기기의 활용도, 사용시간, 사용 환경들을 확인해 볼 수 있습니다. 부모님의 스마트폰에 제조사의 모바일 어플을 다운받아 아동의 기기 상태를 점검하면서 보다 적정하게 보청기 착용을 하고 있는지 살펴보시기 바랍니다.

18~24개월의 아동은 신체 발달도 활발하고 다양한 영역에서의 발달이 왕성하게 증가합니다. 보청기를 통한 다양한 소리 경험을 통해 인지 기능도 향상하고 언어를 통한 의사소통이 증가하면서 또 다시 청각적 기능도 같이 향상하게 됩니다. 신체활동이 많아지면서 땀도 많이 나고 성장에 따른 외이도 부피도 변화하여 보청기와 외이도에 연결하는 몰드가 작아지게 되면 보청기가 귀에서 자주 빠집니다. 또한 몰드를 연결하는 가느다란 호스인 튜브가 몰드에서 분리되기도

하고 경화되면서 특정 부분에 구멍이 생기는 경우가 있습니다. 이런 경우 피드백이 발생하여 적절하게 소리를 전달받을 수 없게 됩니다. 따라서 아동의 경우는 특히 주기적으로 보청기 조절을 받고 적정관리를 받아야합니다.

18~24개월 유아의
정기적 청각 평가 및 검사

●●● 18~24개월 유아의 정기적 청각 평가 및 검사

18개월 이후의 아동은 이동 생활 반경이 확장되고 사물의 이름을 말할 수 있으며, 일상생활 활동 모방이 가능해집니다. 소근육이 발달하여 집기나 고르기 등을 할 수 있습니다. 청각 행동은 소리 나는 쪽으로 몸을 돌리거나 고개를 위 아래로 움직입니다. 아동의 운동기능 및 청각 행동 기능을 이용하여 소리 자극을 주고, 아동의 청력을 알아보기 위한 반응을 확인해 볼 수 있습니다. 이 시기의 소아는 앞 장에서 언급한 시각강화검사 방법을 이용하여 각 귀에 주파수별로 역치를 구합니다. 각 주파수별 청력 역치를 확인하는 것은 매우 기본적이면서도 기초 청각 정보를 얻기 위한 중요한 절차 중 하나입니다. 보청기 조절에 있어 보다 아동 청력에 최적화 가능한 이득을 제공해 줄 수 있습니다.

●●● 보다 확장된 행동 청력 검사로써 시각 강화 청력 검사 visual reinforcement audiometry

기본 개념은 소리를 들려주고 아동이 소리가 나는 쪽으로 고개를 돌리거나 쳐다보면 강화제의 불빛을 깜박이거나 장난감이 움직입니다. 이를 통해 아동이 보이는 소리 반응 행동에 보상을 줍니다. 즉, 자극에 대한 반응 행위자극-반응가 강화되는 것입니다. 시각 강화 청력검사의 절차는 두 단계로 나뉩니다. 첫째, 훈련/조건화 단계이며 둘째는 검사 단계 입니다. 우선 아이를 높은 유아용 의자나 아동용 의자, 혹은 부모님 무릎에 앉힙니다. 귀에 헤드폰이나 이어폰을 각 귀에 착용하게 하고 보조 검사자는 아동 앞에 조용한 장난감을 보여주며 아동의 주의를 모읍니다. 기대 역치 수준보다 큰 소리 강도를 제공하여 첫 단계인 소리 자극에 대한 고개 돌리기 등을 훈련하여 소리 자극에 대한 조건화를 시킵니다. 3~4차례 청각 자극에 일관되게 고개 돌리기 반응을 보이면 검사 단계로 들어갑니다. 낮은 주파수500 Hz의 소리 자극과 고주파수2000 Hz의 자극에 강도를 주어 역치를 찾습니다.

표 6-1. **유소아를 위한 청각 행동 발달표 :연령에 따른 자극과 반응의 수준**(Deafness in children, F. McConnell & P. H. Ward, 1967)

나이	소음크기 (대략, dB SPL)	순음 (puretones, dB HL)	말소리 (speech, dB HL)	예측되는 아동의 청각행동반응	말소리에 대한 놀람반응 (startle, dB HL)
0~6주	50~70	75	40~60	눈 커짐, 눈 깜빡임, 잠에서 깨거나 놀람반응	65
6주~ 4개월	50~60	70	45	눈 커짐, 눈 움직임, 눈 깜빡임, 조용해지기, 머리 돌리기 시작	65
4~7 개월	40~50	50	20	소리나는 옆쪽으로 머리 돌리기, 듣기 태도	65
7~9 개월	30~40	45	15	측면의 소리로 바로 방향 돌리기, 귀 아래 소리는 두리번거리기	65
9~13 개월	25~35	38	10	측면의 소리로 바로 방향 돌리기, 아래의 소리로 직접적으로 향하기, 귀 위에서 나는 소리는 두리번거리기	65
13~16 개월	25~35	30	5	측면의 소리, 귀 아래의 소리, 귀 위에서 나는 소리로 바로 향하기	65
16~21 개월	25	25	5	측면의 소리, 귀 아래의 소리, 귀 위 에서 나는 소리로 바로 향하기	65
21~24 개월	25	25	5	측면의 소리, 귀 아래의 소리, 귀 위에서 나는 소리로 바로 향하기	65

아동의 주의 집중 시간은 짧아서 금방 쉽게 검사에 대한 흥미를 잃어버리거나 검사 환경의 낮은 조도 등으로 인해 장소에 불편함을 보이는 경우가 많습니다. 간혹 아동 중 부스에 들어가는 것을 무서워하는 경우가 있습니다. 이때 아동의 부모님은 매우 훌륭한 청각 검사 조력자로 활약할 수 있습니다. 제2검사자가 아동을 조건화하는 과정을 살펴보시고 소리 자극에 대한 아동 반응을 보일 때 같이 아동의 반응에 동조하면서 반응을 강화합니다. 청능 훈련 등을 통해 검사 전 소리 자극에 반응을 어떻게 해야 하는지를 익히면 보다 정확한 청력 역치 및 변동상태를 확인할 수 있습니다. 아동의 흥미와 주의집중 유지를 위한 보조 장난감을 구비해 놓는 것이 매우 중요합니다.

검사 시 헤드폰 쓰는 것을 거부하는 경우가 있습니다. 헤드폰을 통해 소리 자극을 각 귀마다 분리해서 주는 것은 매우 중요합니다. 이는 각 귀의 청력 역치가 다를 수 있기 때문에 보다 정확한 청력검사를 시행하기 위해서는 분리 자극을 제시해야 합니다. 보청기나 인공와우에 잘 적응한 아동의 경우 검사를 위해 착용하고 있던 기기를 귀에서 빼는 것을 거부하는 경우도 있고, 귀 안에 인서트폰을 삽입하는 것을 매우 싫어하기도 합니다. 보청기를 착용하는 아동이라면 아동의 보청기 몰드를 이용하여 트랜스듀서를 연결하고 소리 자극을 주면 아동의 거부가 줄어듭니다. 또한 검사 전 집에서 헤드폰을 귀에 쓰는 놀이를 해보면서 헤드폰에 익숙해지면, 검사 시 헤드폰 사용 거부가 감소합니다.

05

언어평가의 중요성

인공와우 수술이나 보청기 착용 후 여러 해가 지나면, 병원에 가서 반드시 언어평가를 받아야 하느냐라는 질문을 많이 받습니다. 아이가 너무 어려서 언어평가에 협조하기가 너무도 어렵고 낯선 병원에서 얻어오는 결과가 만족스럽지 않아서 계속 언어평가를 가야하느냐는 질문을 가끔 받습니다.

결론부터 말씀드리자면 정기적인 언어평가는 반드시 필요합니다. 특히 영유아 시기는 언어적 성장이 폭발적이고 자칫 언어가 늘지 않으면 차이가 점점 벌어질 수 밖에 없습니다. 언어평가를 하는 이유는 아이의 언어 수준이나 또래에서 어느 정도 위치에 있는가 하는 것도 중요하지만, 어떤 것이 부족하고 어떤 것을 어려워하는지를 파악하는 것도 매우 중요하기 때문입니다. 만약 언어 수준에 도달하기 전에 틀리거나 모르는 부분이 있다면, 반드시 짚고 넘어가는 것이 좋습니다. 그 부분이 언어나 어휘의 구멍이 될 수도 있기 때문입니다.

따라서 언어평가 결과를 보거나 설명을 들을 때, 몇 개월 수준인가에만 집중하지 마시고 어떤 부분을 틀렸는지 그리고 어떤 부분을 어려워하는지를 확인하고 돌아오는 것이 좋습니다. 언어평가의 결과에서 어떤 부분을 잘 모르거나 또래 언어수준보다 떨어진다면 그것을 가장 우선 해야 할 언어 목표로 삼아야 할 수도 있습니다. 언어평가 결과는 지금 현재의 언어수준과 아울러, 앞으로 발달하게 될 언어의 목표를 정확하게 가지는 데 중요한 기준점이 될 수 있습니다. 예를 들어서 검사에서 아이가 '언제'라는 말에 대한 질문을 이해하지 못한다고 나왔다면, 의문사의 이해를 언어 목표로 잡을 수 있습니다.

그렇다면 언어평가는 얼마나 자주 받아야 할까요? 취학 전까지는 6개월에 한 번, 그 이후에는 1년에 한 번 정도의 언어평가를 정기적으로 받는 것이 필요합니다. 취학전 시기는 아이의 언어가 생활연령과 언어 수준에 알맞게 성장하고 있느냐가 매우 중요합니다. 그래서 초등 이후보다 조금 더 자주 언어평가를 받을 필요가 있습니다. 그리고 언어평가를 병원에서 받았다면 반드시 그 결과를 아이를 담당하는 언어재활사나 청각사에게 전달하는 것이 중요합니다.

청각장애 아동들이 검사할 수 있는 언어평가 도구는 다음과 같습니다. 언어평가 도구들은 전국적으로 어느 곳에서도 검사가 가능하

며 표준화되어 있습니다. 언어재활사는 아동의 나이와 언어 수준에
따라 다양한 언어평가 도구를 사용하여 언어평가를 하고 그에 대한
보고서를 제공하게 됩니다.

표 6-2. **대표적인 언어평가 도구**

언어 평가	• SELSI (Sequenced Language Scale for Infants, 영유아 언어발달검사) : 영유아의 언어능력을 보는 부모 설문 보고서 • KMBCDI (Korean version of Macarthur-Bates Communicative Development Inventories, 한국판 맥아더 베이츠 의사소통발달 평가) : 영유아의 어휘 능력을 보는 부모 체크 리스트 • PRES (Preschool Receptive-Expressive Language Scale) : 미취학 아동들의 언어 능력을 수용, 표현 언어로 나누어보는 언어평가도구 • REVT (Receptive and Expressive Vocabulary Test, 수용 표현 어휘력 검사) : 유아~17세의 어휘 능력을 수용, 표현 어휘로 나누어보는 어휘평가도구 • 구문의미이해력 검사 : 간단한 구문에서의 이해를 보는 언어평가도구 • 언어문제해결력 검사 : 간단한 상황을 보고 원인, 결과, 추론 등을 확인하는 언어 평가도구 • LSSC (Language Scale for School-agd Children, 학령기 아동 언어검사) : 학령기 아이들의 수용, 표현, 문법, 어휘, 청각기억 등 전반적인 언어 능력을 보는 언어평가 도구
조음 평가	• APAC (Assessment of Phonology & Articulation for Children, 아동용 발 음평가) • U-TAP (Urimal Test of Articulation and Phonology) : 아동들의 전반적인 조음능력을 보는 언어평가 도구
말지각 평가	• KNISE-DASP (Korea National Institute for Special Education- Developmental Assessment of Speech Peception, 말지각발달평가) • KSA (Korean Speech Audiometry, 어음청각검사) : 아동 및 성인의 말지각 능력을 보는 언어평가 도구
읽기 쓰기 평가	• KOLRA (Korean Language based Reading Assessment, 한국어읽기검사) : 아동의 읽기 쓰기 능력을 확인하고 해석하는 언어평가도구 • BASA (Basic Academis Skills Assessment, 기초학습기능 수행평가체제) : 읽기 쓰기 등 기초학력을 평가하기 위한 도구

Q&A

자주하는 질문과 답변

Q | 인공와우로 소리를 들으면 어떻게 들리나요?
음악이나 영어를 하는 데 어려움은 없나요?

A | 인공와우 아동 부모님이 우리 아동이 인공와우를 통해 듣는 소리가 어떻게 들리는지에 대해 궁금해하는 것은 당연합니다. 실제 인공와우 소리를 시연한 소리들을 들어보면 소리가 왜곡된 기계음으로 들립니다. 8채널에서부터 16채널, 가상의 120채널까지 구연하는 인공와우는 언어습득을 한 성인환자에게 그 음질에 관련한 상태를 질문하면 초기 소리 적응기에는 매우 소리가 울려서 들리거나 헬륨가스를 마시고 말하는 소리처럼 들리는 것으로 보고합니다. 건청 성인에게 시뮬레이션 기기를 통해 문장을 들려주면 처음에는 무슨 말인지 알 수 없으나 인식하고 들으면 소리가 자연스럽지 않으나 문장을 이해할 수 있다고 합니다. 인공와우 사용 영유아들은 음질에 대한 소

리 경험이 없기 때문에 소리 왜곡에 대해 불편함을 호소하지 않으며, 자연스럽게 환경음부터 말소리를 습득하게 됩니다. 이후 언어치료 및 청각재활을 통해 말소리를 익히고 난 후에는 마이크 및 향상된 기술이 탑재한 어음처리기를 교체하면 그 전에 사용하였던 구형의 어음처리기보다 음질이 향상되는 것을 보고합니다.

Q | 음악이나 영어를 하는 데 어려움이 없나요?

A | 인간이 들을 수 있는 주파수 범위는 20 Hz~20000 Hz의 넓은 범위에서 수만 개의 청신경을 통해 뇌에서 소리를 처리해서 들을 수 있습니다. 음악의 경우 음역대가 다양한 악기소리부터 복잡한 음구성을 가지고 있는 소리를 인지해야 하는 데 12~22개의 채널로 이루어진 인공와우에서는 음악을 듣는 데 음질적 한계가 있습니다. 마치 웅장한 오케스트라 심포니의 음악을 장난감 피아노로 연주하는 것으로 비유할 수 있습니다. 듣기에 매우 차이가 있으나 그렇지만 영유아 아동들이 장난감 피아노를 치고 노는 것에 있어서는 한계는 없습니다. 즉 음악을 즐기는 것에는 한계가 없다는 뜻입니다.

영어를 모국어로 하는 아동을 생각해 볼 때, 인공와우를 착용하고 영어를 습득하는 것은 우리나라 아동이 한국어를 습득하는 것과 같은 동일한 절차와 과정을 거칩니다. 단지 영어를 배우는 데 있어 언어를 습득하기 위한 노출시간과 배움의 시간이 필요로 하기 때문에 매일 쓰고 구사하는 한국어보다는 배울 때 어려움은 있습니다. 특히, 영어의 경우 연음이 되는 발음들도 있어 음소 지각 시 별도의 듣기 훈련이 필요합니다. 한국어를 먼저 습득하고 꾸준히 조기 영어 학습을 하면 영어를 잘 배울 수 있습니다.

Q | 인공와우를 했는데 자석 장난감(맥포머스 등)을 가지고 놀아도 되나요?

A | 자석류의 장난감을 사용하는 데 있어 인공와우 사용 아동에게 별도의 제약은 없습니다. 과거 어음처리기 및 내부 이식기가 큰 자석에 의해 기기의 프로그램이 삭제되는 경우가 있었으나 최근 기기의 발달에 따라 자성에 의한 영향이 많이 줄어들었습니다. 맥포머스와 같은 작은 세기의 자석은 크게 인공와우 기기에 영향을 미치지 않습니다.

단, 장난감에 자석이 밖으로 돌출되어 있는 경우 구강기의 영유아들이 장난감을 입으로 빨면서 삼킬 수 있는 위험이 있으므로 놀이 시 주의 깊게 살펴보아야 합니다.

Q **인공와우에 나오는 불빛으로
이상 유무를 알 수 있나요?**

A 인공와우 제조사에서는 기기 사용의 편의를 위해 어음처리기에 LED를 삽입하여 기기의 상태를 확인할 수 있도록 해줍니다. 주요 불빛 상태등은 어음처리기의 건전지 유무, 내부이식기와의 전송을 위해 텔레코일의 접합도 정도, 귀걸이형태의 어음처리기 케이블의 고장 상태를 안내합니다. 각 제조사마다 제공하는 불빛의 색깔과 깜박임 정도가 다르기 때문에 사용하는 어음처리기의 불빛 상태등light의 형태를 잘 숙지하고 있어야 합니다. 영유아의 사용자는 기기 상태를 보고하기 어렵기 때문에 양육자의 세심한 관찰이 필요합니다.

Q **세이펜 같은 기계음은 어느 정도 들을 수 있을까요?**

A 다양한 기술을 접목한 학습도구를 통해 한국어를 배우는 데 도움을 받을 수 있습니다. 언어 뿐만 아니라 노래도 배울 수 있는 시청각 기재로 우리 아이들에게 많이 사용하는 세이펜과 같은 도구는 인공와우 사용자에게도 언어의 흥미와 다양한 음원을 동등하게 제공받을 수 있습니다. 기기 소리가 보다 더 왜곡된 기기음으로 들릴 것 같은 우려도 있기는 하지만 말을 습득한 아동의 경우에는 음질적으로 큰 차이를 보이지 않는 것으로 보고

합니다. 조용한 상황에서 기기를 가까이 놓고 소리를 들려주시면 됩니다. 단 세이펜과 같은 기기를 언어치료 도구로 활용하거나 언어자극의 대부분의 방법으로 좋은 방법은 아닙니다.

Q 언어가 늘지 않는 경우 자부담으로라도 인공와우 수술을 해야 하나요? 언제까지 기다릴 수 있나요?

A 결정이 쉽지 않은 문제인 것 같습니다. 청력저하가 있어 보청기를 착용하고 있는데, 인공와우이식을 고민하는 상황은 여러 가지를 고려하여 결정해야 될 것 같습니다.

현재 보청기를 착용하고 있고 언어치료를 받고 있는 상황에서 언어가 생각보다 빨리 늘지 않아 걱정되는 것이라면, 아이의 청력에 변화가 있는지, 보청기 조절이 잘 되고 있는지, 언어치료가 효과적으로 되고 있는지, 다른 의학적, 발달적 상황에 문제가 있는지, 아이와 아이의 양육자의 기대수치와 현실적으로 가능한 언어 발달정도에 차이가 있는지 등 복합적인 현재의 상황을 진단해서 판단해야 합니다. 청력역치가 인공와우이식 수술을 할 정도로 나쁘지 않은데도 언어 발달이 부족한 것 같아, 급하게 인공와우이식수술을 결정하게 된다면, 수술 이후에도 지속되는 매핑과 언어치료에도 만족스럽지 않고, 언어 또한 생각보다 좋아지지 않을 수 있습니다.

이비인후과 의사, 소아과 의사, 청각사, 언어재활사 등이 아이의 건강상태, 의학적 상태, 청각과 언어 발달 정도를 평가해서 보호자와 같이 결정을 하게 될텐데요. 언제까지다라고 기다릴 수 있는 기한이 있는 것은 아닙니다. 아이 개개인에 따라서 가장 적절한 청각재활치료방법을 의료진과 잘 상의하셔서 결정하셔야 할 것 같습니다.

Q | **아이가 갑자기 못 들어요.**
돌발성 난청 같은데 빨리 병원응급실이라도 가야 하나요?
어떠 조치를 취해야 하나요?

A | 아이가 갑자기 못 듣는 경우는 다양하게 있습니다만 돌발성난청이 발생했을 가능성은 높지 않습니다. 보통 아이들이 잘 못 듣는 경우는 유병률상 삼출성중이염이나 급성중이염이 있는 경우가 가장 많습니다. 이 외에도 귀지가 막고 있거나, 부딪혀서 고막의 천공이 발생했거나 하는 경우도 있습니다.

돌발성난청은 갑자기 청력이 30 dB 이하로 떨어지는 경우로 50~60세 경에 가장 많이 발생하는 것으로 알려져 있으며, 소아에는 매우 드문 질환입니다. 소아에서 유병률은 매우 낮고, 18세 이하의 소아에서 1/10,000 유병률을 보고하였고, 전체 돌발성난청 환자의 3.5-10%가 18세 이하라고 보고하고 있습니다.

18세 이하 소아에서 분석했을 때, 이 중 10%가 12세 이하로 보고되며, 2~5세 사이에서는 거의 보고된 바가 없습니다.

아이가 갑자기 못 듣는 경우는 이비인후과에 내원하셔서 검사해야 합니다. 돌발성난청의 경우 3~7일 이내에 치료를 시작해야 청력호전이 될 가능성이 높은 것은 사실입니다. 하지만, 소아의 경우 돌발성난청의 경우는 높지 않고, 앞서 말씀드린 질환 가능성이 더 높으므로, 너무 걱정하시거나 조급해하시지는 마시고 우선, 근처 이비인후과 의원이나 병원을 예약해서 방문드릴 것을 권해드립니다.

본격적인 언어발달기 :
24-36개월

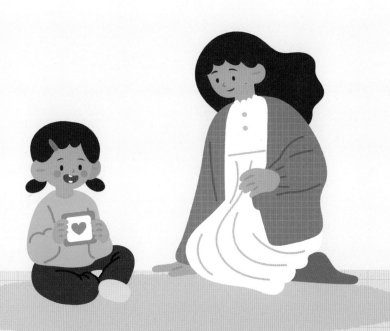

정상적인 언어, 신체, 정서 발달 체크리스트

●●● 신체 발달

　24~36개월 아이들은 이전에 비해서 키나 몸무게의 성장이 다소 둔해지는 느낌이 듭니다. 그 이전의 아이들이 워낙 급속하게 성장했기 때문입니다. 대신 대근육이나 소근육의 발달이 많아져서 운동량이 늘어나고 아이들의 움직임이 좀 더 활발하고 정교해지는 시기입니다.

　걷고 뛰고 구르고 점프하는 활동들에서 크게 어려움이 없으며 대부분의 신체 놀이나 체육 활동에 적극적으로 잘 참여합니다. 공을 차기 위해 다리를 앞뒤로 움직이는 것이 가능해집니다. 36개월이 가까워지면 약 3~5초 동안 한 발로 설 수 있고 천천히 혼자서 계단을 내려가거나 발을 교차하며 계단을 올라갈 수 있습니다.

블록은 6~8개를 쌓을 정도로 손놀림이 섬세해지며 기차처럼 블록을 연결해서 길게 늘어놓을 수 있습니다. 아이들은 연필을 쥐고 선을 긋거나 동그라미를 그릴 수 있습니다. 클레이를 만들거나 그림을 그리거나 블록을 쌓는 등의 활동도 한참동안 집중력있게 할 수 있습니다. 실에 구슬 꿰기 활동이 가능해지고 병뚜껑이나 문고리를 열고 닫을 수 있으며 구겨진 종이를 펼 수도 있습니다. 부모가 도와주면 종이를 반으로 접을 수 있고 유아용 가위로 가위질을 할 수도 있습니다. 아직은 완벽하지는 않지만 모양이나 형태를 따라 그릴 수도 있습니다.

이 시기는 이전 시기보다 손목을 사용하는 기술이 늘어나기 때문에 여러 가지 활동이 가능해지는 시기이기도 합니다. 뚜껑을 열고 닫거나 손잡이를 돌리는 활동이 가능하며 손목을 사용해서 숟가락을 잡기 때문에 숟가락 사용이 훨씬 더 자연스러워집니다.

●●● 인지 발달

이 시기의 아이들은 구체적이지 않더라도 추상적인 개념을 잘 이해할 수 있습니다. 두 가지 사물 중에 큰 것 작은 것, 긴 것 짧은 것을 잘 이해하고 골라낼 수 있습니다. 과자의 양을 보고 좋아하는 과자라면 많은 것을 달라고 요청하기도 합니다.

어떤 주제를 가지고 미리 계획하면서 놀이를 진행하는 것이 가능해지는 시기이기 때문에 다양한 놀이들이 가능해집니다. 가장 대표적인 특징으로는 물건 대치가 가능해지는데 정형화되어 있는 사물을 대신하여 다른 물건으로 바꿔서 상징행동을 할 수 있습니다. 나무 블럭으로 다리미 놀이나 자동차 놀이를 하거나 빗을 비누로 사용하는 형태로 특정한 기능이 있는 물건으로 다르게 사용할 수 있습니다. 빈손으로 마치 물건이 있는 것처럼 흉내도 낼 수 있는데 그릇에 음식이 없어도 있는 것처럼 흉내를 내면서 다른 사람들에게 먹어보라고 권한다거나 마트 놀이를 할 때 돈이 없어도 손으로 마치 돈을 쥐고 건네주는 행동을 할 수 있습니다.

인형이나 다른 사물을 움직이고 행동을 할 수 있는 행위자로 가장하거나 다른 사람의 역할을 가장해서 놀 수 있는 점도 가장 큰 특징 중 하나입니다. 가장 흔한 것이 인형을 살아 움직이는 생명체로 가장하여 놀이하는 것입니다. 우는 소리를 내면서 인형이 운다고 말한다거나 인형이 걷거나 말하는 것처럼 가장하는 것이 그것입니다. 때로는 아이가 다른 사람을 가장하는 행동도 나타나는데 엄마의 구두를 신으며 "엄마, 나갔다가 올게"라고 말한다거나 "너 왜 이렇게 말을 안 듣니?"하면서 아빠처럼 동생이나 인형을 혼내기도 합니다. 인형 두 개를 놓고 서로 대화하면서 역할놀이를 하며 놀 수 있습니다. 의사 역할의 인형이 환자 역할의 인형에게 체온재기, 주사놓기, 진찰하기 등의 행동을 하는 것도 가능합니다. 때로는 물건을 가지고 다른 사물처럼 말할 수도 있는데 예를 들어서 포크를 가지고 엄마, 숟가락을 가지고 아빠라고 지칭하면서 노는 것처럼 물건을 가지고 사람처럼 하면서 놀이를 할 수 있습니다.

●●● 언어 발달

이 시기 아이들은 낱말의 정확한 뜻과 이름을 알게 되며, 대략적으로 500~900개의 이해하는 어휘가 생기고 50~250개의 표현할 줄 아는 말이 생깁니다. 2세 이후의 아이들에게서 언어능력에 있어서 가장 큰 변화는 본격적인 문장의 사용입니다. "엄마 물" "아빠 와"와 같이 아이는 단어 두 개를 연결해 짧게 말하다가 점차 서너 개의 짧은 단어를 연결하게 됩니다. 정확하게 이름으로 물건을 요구할 수 있습니다. 이름을 듣고 그에 해당하는 사물이나 그림을 골라낼 수 있습니다.

'엄마가'의 주격조사 '~가', '엄마랑'과 같이 공존격 조사 '~랑' 등 조사 사용이 시작되고 '~했어', '~할래'와 같은 과거나 미래형 서술어들이 등장하기 시작합니다. 문법적으로는 오류가 많지만 아이의 언어 사용에는 다양한 시도들이 일어납니다.

첫 음절에 나오는 자음들은 대부분 정확하게 발음하기 시작합니다. 하지만 아직도 단어 중간에 있거나 받침에 나오는 자음들은 발음을 잘못하거나 아예 생략하는 경우가 종종 생깁니다. 몇 가지 의문문에 대해서 이해하고 대답할 수 있는 시기입니다. 이제 질문이 많아진다는 의미이기도 합니다. 이전 시기의 "무엇"을 넘어서 "누구야?" "어디야?"와 같은 질문을 이해하고 대답할 수 있으며, 반대로 아이가 어른들에게 의문사를 사용해서 "누구야?" "어디가?" 이렇게 묻기도 합니다. 또한, "엄마 차야?" "자동차 가?" "비행기 탔어?"와 같이 두 단어를 연결해서 질문하기도 합니다. 문장의 길이가 조금씩 길어지면서 문법적인 오류들도 많이 생기게 되지만 아직은 결코 걱정할 필요가 없습니다. 이 시기의 문법적인 오류들은 너무도 자연스러운 것이기 때문입니다.

이 시기 아이들은 아직 대화의 기술은 많이 부족하지만 성인이 아동의 대화를 지속적으로 이어가면서 말을 걸면, 주고 받는 형태의 대화가 조금씩 가능해집니다. 하지만 다음에 오는 내용이나 이전의 내용이 잘 연결되지 않는 경우도 많기 때문에 대화가 계속 이어지려면 성인들의 도움이 아직은 많이 필요합니다.

언어적으로도 "인형 가지고 엄마한테 와봐" "사과는 아빠한테 포도는 언니한테 가져다 줄래?" "수건은 걸어놓고 포크는 식탁에 올려놔"와 같은 두 가지 지시를 동시에 수행할 수 있는 시기입니다. 아직도 표현 언어 측면에서는 문장 수준으로 길게 말하는 아이부터 3어절 정도 연결하는 아이까지 많은 편차가 나타날 수 있지만 이해 언어가 충분하고 2가지 이상의 복잡한 지시를 잘 따를 수 있다면 많이 걱정하지 않아도 됩니다.

생후 24개월이 되면 짧고 불완전하지만 문장을 사용해 표현할 수 있습니다. 3세 경이 되면 900~1000개의 단어를 표현할 수 있으며, 3-4개의 단어가 조합된 문장을 산출하며 두 단계 지시를 따를 수 있게 됩니다.

02

난청 정도에 따라 기대할 수 있는 청각 및 언어 발달 예후

　　많은 학자들이 선천성 난청이 있는 경우 어떤 인자들이 아이의 청각과 언어 발달, 나아가서 사회성 발달에 영향을 주는지에 대해 연구를 하였습니다. 중요한 논문들의 핵심사항을 정리하여 난청아에게 정상적인 언어 발달을 위해 무엇이 중요하게 영향을 미치는지 간단히 요약하여 말씀드립니다.

Cardon, G., Campbell, J., & Sharma, A. (2012). Plasticity in the developing auditory cortex: Evidence from children with sensorineural hearing loss and auditory neuropathy spectrum disorder. Journal of the American Academy of Audiology, 23(6), 396-411.
Kral, A. (2013). Auditory critical periods: A review from system's perspective. Neuroscience, 247: 117 133.

Sharma와 Kral 연구진들은 청각 뇌는 소리 자극(input)에 따라 기능적으로 뇌신경그룹이 변하는 가소성(neuroplasticity)을 가지고 있으며 이 가소성으로 인해 언어 발달이 이루어진다고 하였습니다. 청각 뇌는 가소성이 유지되어 언어 발달이 활발하게 이루어지는 민감한 시기(sensitive period)가 있는데 이는 약 생후 3.5세까지로, 만 3.5세 이전에 인공와우 등으로 청각재활치료가 시작된 경우 이후에 시작한 경우에 비해 유의하게 언어 발달이 향상되었다고 보고하고 있습니다. 또한, 임상적으로 언어 발달에 영향을 주는 것은 (1) 청각정보의 양과 질, (2) 청각정보가 처음 뇌에 입력되는 시기(timing)가 가장 중요한 인자라고 하였습니다.

C B Traxler. (2000). The Stanford Achievement Test, 9th Edition: National Norming and Performance Standards for Deaf and Hard-of-Hearing Students. Journal of deaf studies and deaf education, 5(4):337-48.

Traxler는 난청 아동들이 학년이 올라가면서 읽기와 쓰기 등의 언어 발달 상태를 The Stanford Achievement Test (SAT)라는 학업성취도를 이용하여 분석하였는데요. 모든 신생아를 대상으로 신생아청각선별검사를 시행하기 이전 시기에 출생한 '고도 및 심도의 난청 아동들'은 정규 교육과정이 끝나는 고등학교 3학년 시기에도 초등학교 3~4학년 수준의 읽기 정도, 즉 만 9~10세 정상 청력 아동과 비슷하다고 보고하여 신생아청각선별검사를 통한 조기진단과 치료가 중요하다고 하였습니다.

Colin R Kennedy 1, Donna C McCann, Michael J Campbell, et al. (2006). Language ability after early detection of permanent childhood hearing impairment. The New England journal of medicine, May 18;354(20):2131-41.

신생아청각선별검사가 활성화되기 시작할 무렵 작성된 논문입니다. 이는 Collin 등 저자들이 영구적인 난청이 있는 120명의 약 7.54세 연령의 아동들 중 생후 9개월 이전에 난청을 진단받은 경우와 그렇지 않은 경우, 그리고 정상 청력의 약 8.18세 연령의 63명의 아동의 언어 발달을 대조군으로 하여 비교 분석한 논문입니다. 난청군에서 난청의 정도는 중등도는 56%, 고도는 21%, 심도는 23%를 차지하였고, 보청기를 착용을 시작한 시기는 평균 4.5세였습니다. 초등학교 시기 언어능력에 가장 영향을 준 인자는 신생아청각선별검사와 확진검사를 통해 난청을 조기에 진단하는 것이 가장 중요하였고 난청의 정도는 난청을 조기에 진단하는 것보다 더 큰 통계적 이익이 없었습니다. 즉, 중등도 난청이라도 난청을 늦게 진단하여 치료가 늦어지면 고도 난청아에서 조기 진단하여 치료한 경우보다 언어 발달이 늦을 수 있다는 것을 의미합니다.

Christine Yoshinaga-Itano , Allison L Sedey, Mallene Wiggin, Winnie Chung. (2017). Early Hearing Detection and Vocabulary of Children With Hearing Loss. Pediatrics, Aug;140(2):e20162964.

Christine 연구진은 1-3-6 원칙에 맞게 조기진단과 재활치료를 받은 미국 12개의 주에 살고 있는 448명의 양측 난청아동(평균 연령:8~39개월)을 대상으로 단어 언어능력을 분석하였습니다. 회귀분석이라는 통계방법을 이용하여 언어 발달에 통계적으로 유의하게 영향을 준 6가지 인자를 제시하고 있는데요. 1) 1-3-6난청진단재활 원칙을 만족한 경우, 2) 보다 어린 시기에 진단과 치료가 시작된 경우, 3) 다른 장애를 동반하지 않는 경우, 4) 경도-중등도 난청인 경우, 5) 부모도 난청이 있는 경우, 6) 어머니의 교육 수준이 높은 경우에 '난청아의 언어 발달이 좋은 결과를 보였다'고 보고하고 있습니다. 해당 문헌에서는 부모가 농아 또는 난청이 있으면서 자녀도 난청이 있는 경우 부모가 수화를 사용하는 경우와 사용하지 않은 모두의 경우에서 난청 자녀에게 단어 습득을 최대화하기 위해 정상 청력의 부모의 경우보다 더 노력하는 경향을 보였다고 보고하고 있습니다.

이중 보다 통계적으로 유의하고 중요한 인자는 '난청 진단과 치료를 얼마나 어린 시기에 시행 받았는지'였으며, 두번째로 중요한 인자는 '동반된 다른 장애가 없는 경우', 세번째는 '1-3-6원칙에 맞추어 치료한 경우' 였습니다.

Christine Yoshinaga-Itano , Allison L Sedey, Mallene Wiggin, Craig A Mason. (2018). Language Outcomes Improved Through Early Hearing Detection and Earlier Cochlear Implantation. Otology & neurotology, Dec;39(10):1256-63.

Christine 연구진은 생후 5개월에서 34개월 사이에 인공와우수술을 받은 62명의 난청아를 대상으로 언어 발달에 영향을 미치는 직접적, 간접적 인자들을 분석하였습니다. 언어 발달에 직접적이면서 좋은 효과(positive impact)를 미치는 인자들은 1) 1-3-6 난청조기진단재활 원칙을 따른 경우, 2) 어머니의 교육수준이 높은 경우, 3) 조기에 인공와우수술을 시행하고 사용한 경우였습니다. 결론적으로 선천성 난청을 1-3-6 원칙에 맞게 조기진단과 재활을 시행하는 것이 중요함을 가족들에게 주지시키고 이행하도록 하는 것이 중요하다고 강조합니다.

Min Young Kwak, Jee Yeon Lee, Yehree Kim, Ji Won Seo, Je Yeon Lee, Woo Seok Kang, Joong Ho Ahn, Jong Woo Chung, Hong Ju Park. (2020) Long-term Change in the Speech Perception Ability in Pediatric Cochlear Implants and the Effect of the Age at Implantation. Otology & neurotology, Jul;41(6):758-66.

서울아산병원 박홍주 교수팀이 만1세부터 만13세 사이에 한쪽 귀 인공와우수술을 받은 소아 환자들을 10년간 장기추적한 결과를 분석한 논문입니다. 어린이가 인공와우수술을 받은 후 최장 10년에 걸쳐 언어인지기능이 발달했습니다. 수술을 받은 연령에 따라 언어인지기능이 크게는 40% 이상 차이가 났습니다. 박 교수팀은 언어발달검사를 난이도에 따라 분석하였는데 1) 가장 쉬운 언어검사에서는 대부분의 환자가 수술 후 평균 첫 1년 동안 언어인지능력이 비약적으로 발달했습니다. 3년째에는 전화 통화가 가능할 정도로 언어 발달하는 것을 확인하였습니다. 2) 중등도의 난이도를 가진 언어검사에서는 7세 이전에 수술한 소아환자 대부분이 언어인지능력이 90% 이상의 좋은 결과를 보였지만, 7세 이후에 수술한 경우 50-60%의 언어인지능력을 보여 수술 시행 나이가 수술 후 언어 발달 결과를 결정하는 중요한 요인임을 제시하였습니다. 3) 어려운 단어를 이용한 고난도 언어검사에서는 수술후 초기 1년 동안은 어려운 단어를 확인하는데 어려움이 있지만 수술 후 4-5년 동안 점차 발달해 수술 후 7-8년에 걸쳐 점진적으로 호전되는 양상을 보였습니다.

요약하면 난이도가 낮은 언어검사에서는 정상 청력인과 차이가 없었지만, 고난도 언어검사를 시행한 결과 만 1세에 수술한 아이는 10년 후 정상 청력인의 88% 수준으로 언어인지기능이 발달했고, 만 2세에 수술한 아이는 정상 청력인의 82%, 3-6세에 수술하면 정상 청력인의 73%, 만7세 이후에 수술하면 정상 청력인의 46% 정도로 발달하는 양상을 보여 적어도 만7세 이전에 수술이 이루어져야 정상 청력의 언어 발달에 상응하는 수준을 기대할 수 있으며 더 조기에 시행할수록 언어 발달을 기대할 수 있으며, 언어인지능력이 10년이상 점진적으로 호전되므로 장기적인 관점으로 적극적인 언어재활 노력이 필요하다고 강조하고 있습니다.

결론적으로 국내외 수많은 연구들을 통해 선천성 난청이 있는 경우 언어 발달을 위해 가장 중요한 것은 '보다 조기에 난청을 진단하고 보다 빨리 청각재활치료를 시작'하는 것입니다.

즉, 너무 어리다고 보청기나 인공와우수술을 미루시거나, 부모님들의 안타까운 마음과 어설픈 기대감으로 치료 시기를 늦추신다면 아이의 뇌에서 소리를 인지하여 발달할 수 있는 중요한 시기를 놓치시는 겁니다. 그러므로 혹시 아이가 안타깝게도 난청을 진단받으셨다면 아이의 언어 발달과 미래를 위하여 하루라도 빨리 보청기를 착용하고 열심히 적극적으로 착용하여 다양한 말과 소리들을 들려주세요.

03

난청 아동의 언어 발달을 위한
교육 방법

24~36개월의 아동은 본격적인 어휘를 배우고 2어절 이상 학습이 충분히 가능한 시기입니다. 내이기형이나 중복장애가 아니라면 매핑이나 피팅도 이제는 많이 안정되어 있습니다. 듣기가 안정적이고 언어 능력이 좋은 아이들은 이 시기가 되면 간단한 의문사에 대한 이해가 가능해지고 묻는 말에 대답을 할 수 있으며, 자기 스스로도 간단한 문장으로 생각이나 경험을 말할 수 있습니다. 아직 일반 아이들에 비하면 다소 언어가 늦은 아이들이 있을 수 있지만 아이들의 언어 능력은 놀라운 속도로 성장해 있습니다.

아이들에게 가장 큰 변화는 어린이집이나 유치원과 같은 교육 기관에 본격적으로 다니게 된다는 것입니다. 교육기관에 다니기 시작한다는 것은 소음속 상황에 아이들이 노출된다는 것이고, 듣기 상황이 어려워진다는 것이기도 합니다. 따라서 좀 더 길고 복잡한 문장 듣기나 언어적 지시 수행에 대한 다양한 연습이 필요한 시기이기도 합니다. 아이의 상황에 대한 이해를 바탕으로 아이들에게 다양한 언어 자극을 시도해보아야 합니다.

이 시기 아이들에게는 다양한 경험이 중요합니다. 경험은 여행이나 체험뿐만 아니라 부모와 함께 하는 놀이, 책 읽어주는 활동, 그리고 소꿉놀이와 같은 다양한 놀이까지 모든 것을 포함합니다. 아이들에게 놀이는 상호작용 과정이자 곧 학습과도 같습니다. 다양한 놀이를 통해서 언어를 배우고 어떻게 의사소통하는지 배울 수 있기 때문입니다.

아이들이 가장 많이 하게 되는 놀이 중의 하나가 엄마 아빠 놀이입니다. 특히 요즘은 소꿉놀이나 다양한 가사 활동청소, 빨래, 포대기 인형이 가능한 장난감들이 많이 나와서 엄마 아빠를 모델링 삼아서 다양한 놀이 활동을 할 수 있습니다. 굳이 장난감이 아니어도 아이들은 일상 생활의 냄비나 조리 도구 등을 이용해서 노는 것을 정말 좋아합니다.

엄마 아빠 놀이를 통해서 주어진 상황에서 다양한 역할을 해낼 수 있습니다. 때로는 엄마처럼 아이에게 우유를 먹이기도 하고, 식탁에 다양한 음식을 차려서 대접하기도 합니다. 주방 놀이 앞에서 계란 후라이를 굽거나 토스트를 만드는 시늉을 하기도 합니다. 아기를 포대기에 업고 토닥토닥 잠을 재우기도 합니다.

어린 아이들이 가장 자주 가는 곳 중 하나가 슈퍼마켓^{상점, 시장}이나 병원입니다. 따라서 집이 아닌 다른 공간을 가정하고 이루어지는 슈퍼마켓 놀이와 병원 놀이는 대표적인 역할 놀이라고 할 수 있습니다. 가정이 아닌 공간에서 이루어지는 역할 놀이는 다양한 언어적 경험을 제공할 수 있습니다.

또한 이 시기의 놀이는 다른 사람들이 함께 참여하는 과정이 됩니다. 생일 축하 놀이나 누구를 위해서 요리를 할 수 있습니다. 이 때 아이가 좋아하는 장난감 중의 하나가 초나 과일을 꽃을 수 있는 생일 케이크, 요리 도구가 들어있는 장난감 등입니다. 무엇이든 만들 수 있고 그것을 가지고 다른 사람과 놀 수 있는 놀잇감만 있다면 충분합니다.

병원 놀이는 아이가 아플 때 가는 공간에서 이루어지는 다양한 문답과 상황들이 포함되어 있습니다. '어디가 아파서 왔는지', '어디 병원으로 가는지'부터 '열을 재고 의사를 만나고 주사맞아야 하고 약을 타는' 일종의 스토리도 있기 때문에 아이의 수준에 맞는 다양한 형태의 언어 자극이 가능합니다. 특히 열이 나서 왔는지, 배가 아파서 왔는지, 이가 아파서 왔는지, 다리가 부러져서 왔는지 등 상황에 따라 다양한 스토리를 만들 수 있어서 아이들이 좋아하는 활동입니다.

본인이 의사가 되어 보기도 하고 때로는 환자가 되거나, 인형을 활용해서 환자를 데리고 간 보호자 역할을 할 수 있습니다. 병원은 특수한 공간이기는 하지만 아이들이 아플 때마다 가는 익숙한 공간이기 때문에 좀 더 놀이가 자연스럽게 이루어질 수 있습니다. 그래서 주방놀이만큼 많은 것 중 하나가 병원 놀이인 것입니다.

때때로 인지나 언어 발달이 늦은 아이들을 대상으로 이러한 놀이를 할 때는 집에서 학습해보고 밖에서 활용되기를 바라는 경우도 생깁니다. 따라서 상황을 단순화시킬 필요가 있습니다. 예를 들어 슈퍼마켓이라면 '사과를 사는 상황'과 같이 한 가지에서 출발해 두 세가지 정도로 단순화시켜서 물건을 사보는 연습을 시키고 거스름돈을 받는 것까지 상황과 연결하여 활용할 수 있습니다. 장면장면을 나누어서 연습해보는 것입니다. 어린 아이들이라면 소꿉놀이 등을 활용할 수 있고 조금 더 큰 아이라면 상황을 나타내는 그림이나 사진을 활용할 수 있습니다. 어떤 보조 수단을 활용하든 분명한 것은 아이의 수준에 맞는 쉬운 상황부터 여러 가지 어려운 상황까지 상황별로 명확하게 구분되어져야 한다는 것입니다. 처음에는 '사과를 골라요' '사과를 바구니에 담아요' '계산해요' '집에 들고 와요'와 같이 4가지 정도의 장면으로 나누는 것도 방법입니다.

많은 장난감이 필요하지 않습니다. 오히려 집에 있는 안전한 조리 도구들로도 충분히 역할놀이가 가능합니다. 국자나 냄비, 숟가락, 그릇 등 깨지지 않고 안전한 것들이라면 무엇이든 활용할 수 있습니다.

그 자체만으로도 아이들의 훌륭한 놀잇감이 됩니다. 아이들이 큰 그 릇에 국자로 바둑알을 넣고 젓고 있다면 "뭐 만들거야?" "누구 주려고 만드는거야?"와 같이 다양하게 물어볼 수 있습니다.

굳이 청소 놀이나 세탁기 장난감을 사지 않더라도 실제로 엄마가 빨래를 할 때 같이 빨래를 세탁기에 넣어보는 것, 청소를 할 때 같이 청소기를 밀어보거나 걸레로 바닥을 닦는 활동들도 좋습니다. 그러 면서 언어적으로 자극을 줄 수 있습니다. "빨래를 세탁기에 넣자" "청 소 하자" "바닥 닦으려면 무엇이 있어야 할까?"와 같이 언어적으로 자 극하고 질문할 것들은 무궁무진합니다.

아이에게 언어를 들려줄 때는 아이의 수준에 맞추어서 혹은 아이 수준에서 1~2를 더 늘려서 들려주는 것이 좋습니다. 아이가 앞으로 해야할, 혹은 할 수 있는 문장을 미리 알려준다는 차원에서, 그리고 자연스러운 문장을 들려준다는 차원에서 아이들에게는 일상적인 문 장을 편안하게 들려주는 것이 필요합니다. 아이들은 다양한 환경에 서 다양한 사람들이 하는 말을 받아들여야 하기 때문에 자연스러운 상황은 매우 중요합니다.

우리 아이들에게 잊지 말아야할 것은 그럼에도 불구하고 우리 아 이가 듣지 못했던 기간에서 비롯되는 듣기 나이hearing age 입니다. 아 무리 우리 아이가 24개월이 되었다고 하더라도 듣기 연령은 그보다 훨씬 부족하기 때문에 제대로 된 언어 자극을 받았다고 보기 어려울 수 있습니다. 하지만 우리 아이들의 가능성은 무궁무진합니다. 아이들의 언어가 부모와 전문가들의 지원과 격려 속에 쑥쑥 자라날 수 있도록 지지해주세요.

04

청각장애아동의
말소리 특성

아동이 말소리를 습득하고 산출하기 위해서는 타인이 산출한 소리를 듣고 모방imitation 하고 산출한 소리를 스스로 모니터링self monitoring 할 수 있어야 합니다. 그러나 선천적으로 청력손실을 가진 영유아의 경우 청력문제로 인해 말소리의 지각 및 변별에 어려움을 보이게 되며, 이는 말소리 산출뿐만 아니라 정상적인 음운발달의 어려움까지 초래하게 됩니다.

청각장애아동의 말소리 이해 및 산출에는 다양한 요인이 영향을 미칩니다. 청각장애가 시작되는 연령이 매우 중요하여, 조기선별을 통해 최대한 빠르게 청각장애를 발견하고 최적의 보청기나 인공와우를 사용하고 청각재활을 시작하게 됩니다. 청각장애 이외의 중복장애를 갖고 있지 않은 경우에는 말소리를 산출하는 발성기관, 조음기관, 언어중추 등에 기질적인 문제를 가지고 있지 않기 때문에 보청기나 인공와우이식 후 소리를 듣기 시작하면서 건청아동의 언어 발달 순서와 유사하게 발달합니다. 또래 아동보다 듣는 시기 및 언어 습득 시기가 지체된 만큼 또래보다는 다소 늦게 발달하지만 시간이 지날수록 유사하게 발달하는 경향을 보입니다.

청각장애아동의 말소리는 건청 아동에 비해 발성이 부족하고 늦은 시기에 낮은 빈도로 옹알이가 출현하면서 산출하는 자음·모음 목록이 적습니다. 또한 부정확한 조음, 저하된 말명료도 및 부적절한 음성 등으로 다양한 음소 및 음절형태를 산출하는 데도 제한됩니다.

청각장애를 초기에 발견하지 못해서 아이의 청각상태에 적합한 보장구를 착용하지 못하거나 재활을 제대로 받지 못했을 경우 나타나는 청각장애 아동의 말소리 특성은 다음과 같습니다. 세부적인 말소리 특성은 초분절적 요인과 분절적 요인으로 나누어 살펴볼 수 있습니다. 초분절적 문제는 음소를 과도하게 연장하여 말속도가 전반적으로 느리고, 너무 높거나 낮은 음도pitch를 보이며, 비정상적인 운율과 거칠거나 숨소리가 섞인 발성을 하고 과비성 또는 과소비성을 보입니다.

분절적 문제는 자음산출 특성으로는 ❶ 입 앞쪽에서 만들어지는 자음(ㅁ, ㅂ, ㅍ)이 입 뒤쪽 자음(ㄱ, ㄲ, ㅋ) 보다 산출이 정확하고, ❷ 초성보다 종성에 오류가 많고, ❸ 평음(ㅂ, ㄷ, ㄱ, ㅈ)-경음(ㅃ,

ㄸ, ㄲ, ㅉ)-격음(ㅍ, ㅌ, ㅋ, ㅊ) 구별에 어려움을 보여 발성유형 오류가 많이 나타납니다. ❹ 과비성과 비누출을 보이며, ❺ 첨가 오류(사탕 → 산탕)가 빈번히 나타납니다. 모음산출 특성으로는 ❶ 모음이 중립모음화혹은 중성화로 모음이 비슷하게 발음되며, ❷ 모음의 길이가 연장되는 경향을 보입니다. ❸ 이중모음이 단모음화 되는 현상이 주로 나타나지만, 단모음이 이중모음화 되는 현상도 드물게 나타납니다. ❹ 혀의 움직임보다 과도한 턱의 사용으로 모음의 왜곡도 심하게 나타납니다.

일반아동들의 조음음운발달 연령을 살펴보면, 김영태[1996] 연구에서 양순음 /ㅍ,ㅁ/ 등의 계열이 2-3세까지, /ㅂ, ㄷ/ 계열 및 치조비음 /ㄴ/은 3-5세에, 연구개파열음 /ㄱ/ 계열 및 파찰음 /ㅈ/ 계열 음소는 4-5세에, /ㅅ/ 계열 음소는 6-7세에 완전습득 된다고 보고하였습니다.

건청아동의 음소습득 순서는 크게 양순파열음과 치조파열음 및 비음이 가장 먼저, 연구개파열음, 파찰음이 이어서 습득되고, 치조마찰음 및 유음이 가장 늦게 습득됩니다.

연령	음소 발달 단계			
	완전습득연령 (95-100%)	숙달연령 (75-94%)	관습연령 (50-74%)	출현연령 (25-49%)
2:0-2;11	ㅍㅁㅇ	ㅂㅃㄴㄷㄸㅌㄱㄲㅋㅎ	ㅈㅉㅊ	ㅅㅆ
3:0-3;11	ㄸㅌㅂㅃ	ㅈㅉㅊㅆ	ㅅ	
4:0-4;11	ㄴㄲㄷ	ㅅ		
5:0-5;11	ㄱㅋㅈㅉ			
6:0-6;11	ㅅ			

청각장애아동의 조음음운 발달 특징을 살펴보면, 청력 손실과 모니터링 결함으로 말소리 인식률이 떨어지면서 지체되거나 대치되는 경향을 보입니다. 전반적으로 청각장애아동은 시각적 단서에 민감한 특성상 양순음과 같은 말소리에서 오류가 적으며 조음위치 측면에서는 양순음, 치조음에 비해 경구개음, 연구개음의 산출이 더 어려운 경향을 보입니다. 그리고 조음위치가 구강 뒤에 있는 자음일수록 덜 정확하게 산출하며, 조음방법에서는 파열음이나 비음, 유음에 비해 마찰음, 파찰음 산출을 더 어려워합니다.

경도의 청력손실이 있는 경우는 마찰음, 파찰음, 종성생략, 유음 오류가 관찰되어 후기발달음소들에서 어려움을 보이며 중등도의 청력손실이 있는 경우에도 경도손실의 양상과 유사하나 정도가 조금 더 심하게 나타납니다. 고도, 심도의 청력손실이 있는 경우에는 모음

대치와 왜곡, 음소탈락과 과대비성, 다양한 자음의 대치와 왜곡, 탈락과 비누출, 운율 오류를 보입니다.

청각장애아동이 듣기의 어려움으로 인해 조음 음운 발달이 어렵고 시각적 단서에 의존하여 말소리를 산출하는 경우 조음치료를 받아 교정이 되어도 자가 모니터링이 잘 되지않아 조음에 문제가 있는 경우도 생깁니다.

인공와우를 착용한 청각장애인을 대상으로 하여 말소리를 들어온 기간hearin age에 따른 자음정확도를 살펴본 결과, 인공와우이식 후 산출할 수 없었거나 생략되었던 음소를 다른 음소로 대치하여 자음을 산출하였으며 음운위치 중에서 어두-초성에 위치한 자음을 가장 먼저 정확하게 산출하였습니다. 또한 듣기연령이 증가함에 따라 청각장애인이 산출하기 어려운 어중-초성과 어말-종성에 위치한 자음을 정확하게 산출하여, 건청아동과 음운산출 발달 순서가 유사한 것으로 나타났습니다. 특히 양순음과 비음의 발달이 듣기연령 초기에 가장 먼저 산출되는 것은 건청아동의 음운발달 패턴처럼 시각적 단서와 더불어 청각적 단서를 제공하게 되면서 정확한 조음 산출이 가능하다는 것을 보여줍니다.

따라서 인공와우이식 아동의 착용기간에 따른 말소리 듣기연령은 실제로 건청아동의 말소리 듣기연령처럼 자음산출에 영향을 미치는 것으로, 건청아동의 듣기연령이 증가할수록 음운발달이 증가하듯이 인공와우이식 아동의 듣기연령도 증가할수록 음소위치의 자음정확도가 높아져 산출되는 정조음이 지속적으로 정확한 발음이 나올 것이라는 것을 예상할 수 있습니다.

3세 이전에 인공와우 이식을 받은 고도이상의 청각장애 영유아를 대상으로 한 연구결과, 자음정확도, 초성 및 종성의 자음정확도는 수술 후 기간이 경과함에 따라 점차 증가하였으며, 음소습득의 속도는 조금 느리지만 정상발달과 유사한 음소 습득 순서 및 양상을 보입니다(김정서, 2006). 음운변동 역시, 정상발달 아동과 출현율에서는 차이를 보였으나 유형에서는 유사한 양상을 보이며 발달하는 것으로 나타났습니다. 또한, 언어 발달 이전기의 청각장애 영유아들은 인공와우 이식 후 2년, 3년 시간이 지날수록 자음정확도에서 향상을 보이고, 조음능력이 향상되는 것으로 나타났습니다.

05

청각 발달 및 매핑 /
피팅 체크를 위한 확인

24~36개월의 아동은 독립심이 성숙해 가는 단계로 간단한 의사소통과 상호작용이 가능합니다. 말로 하는 대부분의 지시를 듣고 이해하고 행동할 수 있습니다. 단순한 질문에 답을 하고 질문을 하고 수용어휘, 표현어휘가 많이 증가합니다. 이 때 시행해 볼 수 있는 청각검사는 조건화한 유희청력검사Conditioned play audiometry, CPA가 가능합니다.

조건화한 유희청력검사conditioned play audiometry는 "듣고 던지기"라는 과제를 수행해야 합니다. 바구니에 블록을 넣거나, 고리를 끼우거나, 페그를 꽂는 등 아동의 적극적인 협조가 필요합니다. 24개월에서 36개월의 아동은 유희청력검사를 수행하는 데 큰 어려움은 없으나 간혹 어려움을 보이는 아동도 있습니다. 소리를 듣고 블록을 넣도록 연습을 시킨 후 조건화되면 검사를 시행합니다. 시각강화 청력검사와 마찬가지로 아동의 주의 집중을 유지하는 것이 검사 신뢰도를 높이는 데 매우 중요합니다. 이 시기에는 헤드폰을 통한 소리 전달과 골진동자를 사용하여 소리 전달의 과정을 확인해야 하기 때문에 검사 시간이 오래 소요됩니다. 전음성 난청 여부를 확인하기 위해서는 골전도를 통한 역치 확인이 중요하며 특히 250 Hz, 500 Hz, 2000 Hz 자극음을 제시해서 역치를 확인합니다. 감각신경성 난청 확인을 위해서는 500, 200, 4000 Hz 의 말소리 영역에 중요한 주파수 정보를 구하는 것이 매우 중요합니다.

검사시 아동의 협조가 어려울 때는 포기하지 않고 유대관계를 형성하여 검사에 대한 아동의 이해를 높여 다시 시행해 봅니다. 새로운 장난감이나 스티커, 컴퓨터 등 아동의 검사 집중이 떨어지지 않도록 하여야 합니다. 부모님도 검사 시 참여하신다면 아동의 소리에 대한 반응을 확인해 볼 수 있습니다. 우리 아이가 잘 감지할 수 있는 소리와 잘 듣지 못하는 소리를 검사를 통해 같이 확인하는 기회를 얻을 수 있습니다. 향후 보청기 상담을 하거나 청각 재활 시, 아동이 잘 듣지 못하는 주파수의 특성을 이해하는 데 도움이 될 것입니다.

●●● 보청기 적합에 따른 확인 및 검증과정

　보청기 적합과정 이후 처방된 이득 값에 맞춰 아동이 소리를 제대로 듣고 있는지 확인해야 합니다. 성인의 경우 보청기 착용 후 적절한 이득값을 확인하고 이를 통해 보청기 착용에 대한 만족도 측정으로 보청기 확인과 검증과정을 시행합니다. 아동의 경우 보청기에 대한 음질 및 크기, 불편감을 표현할 수 없으므로 아동을 양육하고 기기를 관리해주는 부모님께서 설문지를 통해 아동의 보청기 착용 상태를 관찰하여 효과를 체크합니다.

(1) 보청기 적합성 평가

　보청기가 소아에게 청각적 정보를 효과적으로 전달하는 지를 평가하는 방법에는 보청기 성능분석기기를 이용한 객관적인 측정 방법과 실제 보청기가 귀 안에 삽입되어 있는 상태에서 측정하는 실이 측정방법, 보청기를 착용한 상태에서 스피커를 통해 역치 값을 구하는 행동청력검사를 확인해 볼 수 있습니다.

　첫 번째로, 외이도의 크기 및 부피, 저항값 등을 고려한 커플러를 통해 보청기 소리가 얼마만큼 출력되는지를 확인하여 기기의 정상작동 여부를 확인합니다. 두 번째는, 보청기를 착용하고 있는 아동의 실제 귀에서 보청기 출력이 산출되는 정도를 탐침 마이크를 삽입하여 살펴봅니다. 탐침마이크는 실제 보청기가 귀 안에서 보상하고 있는 크기와 최대 출력 정도를 확인하여 유소아가 큰 소리에 불편해 하는지를 알아봅니다. 마지막으로, 보청기를 착용하고 청력검사 부스 안에 들어가서 착용하고 있는 보청기를 통해 주파수별 인지가능한 최소의 역치 값을 측정해 봅니다. 보청기의 목표가 작은 소리를 들을 수 있도록 증폭시켜 주는 것인데 이는 작은 소리에 대한 가청력을 제공한다는 뜻입니다. 아주 작은 소리를 들을 수 있다고 해서 어음 이해력이 향상된다고 할 수는 없지만 가청력이 부족하면 어음이해도가 낮아지기 때문에 작은 소리를 들을 수 있는 가청력 확보는 필수 사항입니다.

보청기의 또 다른 목적은 아동의 어음이해 발달을 시키는 것이기 때문에 아동의 언어 발달 단계를 고려하여 어음검사를 음장에서 평가합니다. 음장soundfield이란 검사 부스안에 스피커에서 음이 방사되는 장소라고 볼 수 있습니다. 스피커 앞에서 일정한 거리를 유지하고 아이를 앉게 합니다. 작은 소리에서 말소리 이해와 중간 소리에서 말소리를 들려주어 일상생활에서 소아의 어음이해력을 예측해 봅니다. 각 귀로 검사를 시행하여 어떤 음소를 혼동하는지, 특정 말소리 정보가 인지하기 어려운가를 확인하여 보청기 미세 조정fine tuning과 중재 프로그램에 활용합니다.

(2) 설문지를 통한 보청기 수행능력 평가

다음은 보청기 유용성을 평가하는 과정으로 보통 설문지를 통해 확인합니다. 평소 아동의 보청기 사용 정도와 문제점들을 확인해 볼 수 있으며 보청기 착용을 통한 아동의 수행 능력을 평가해 봅니다.

표준화된 아동용 설문지를 이용하는데 아이마다 각각의 청각발달단계가 다를 수 있으므로 아동의 듣기 연령을 고려하여 설문지를 선택합니다.

성인의 경우 설문지를 통한 보청기 이득 비교는 보청기 착용 전의 수행상태와 착용 후 정도를 비교하여 보청기 이득을 확인해 볼 수 있습니다. 아동의 경우 듣기 연령에 맞는 설문지를 선택하여 부모님께 아동의 청각 발달 정도를 확인하는데 평소 부모님들은 우리 아이의 듣기 과정을 잘 관찰하여 설문의 내용을 통해, 보청기 착용한 후의 청각발달상태를 점검합니다. 부모님 중에는 소리에 대한 아동의 반응을 어떻게 살펴봐야 하는가를 잘 모르겠다고 보고하는 분도 있습니다. 이러한 설문지 작성을 통해 평소 어떠한 부분의 청각 발달 사항을 관찰해야 하는지 세부 항목에 대해 도움을 받을 수 있습니다.

부모/선생님 보고 설문지	연령 범위	내용
Little Ears 청각 설문지	생후~2세	35개의 "예/아니오"의 질문형식, 청각 발달과 표현언어 기술 평가
IT-MAIS: 유소아 청각통합능력 설문지	생후~3세	인터뷰를 통한 10개 문항의 부모 보고설문지 일상의 모든 환경에서 아동의 즉각적인 소리에 대한 반응 평가

(3) 주기적인 보청기 확인검사

보청기가 적절하게 아동의 청력에 맞춰 조절되어 있다해도 무엇보다 중요한 것은 기기 사용 시간입니다. 최근 보청기의 기능에는 기기 사용에 대한 데이터로깅datalogging 기능이 삽입되어 있습니다. 이 기능을 통해 아동이 보청기를 사용한 시간이나, 노출된 환경음의 종류들을 확인할 수 있습니다. 보청기의 적응정도와 기기사용 및 조절되어 있는 기기 성능 상태, 아동의 청각기술 및 언어 발달 상태를 점검하기 위해 주기적으로 보청기 확인검사를 받는 것은 매우 중요합니다. 초기 보청기 적합 후 3개월 안에 1~2회 정도 방문하고 그 이후, 3세 이전에는 3개월에 한 번씩 방문할 것을 추천합니다. 학교에 들어가기 전 까지는 6개월에 한 번씩 가시면 됩니다.

청각적인 문제를
의심해야 하는 징후들

아이가 난청이 있다는 것을 단순히 관찰만으로 확실하게 알 수는 없습니다. 선천성 난청이 있는데 신생아청각선별검사를 시행하지 않을 경우 일반적으로 난청이 발견되는 시기는 생후 30개월 전후로 알려져 있습니다. 또한, 신생아청각선별검사에서 양측 모두 통과하여 당시의 청력이 양호하였어도 아이의 평생 청력이 정상이라는 보장은 없습니다. 그러므로, 아이가 성장하면서 다음의 징후들이 나타난다면 지체없이 이비인후과에 방문하여 의사의 진찰과 청력검사를 받아 보시는 것이 좋습니다.

● **만 1세까지 영아에서 난청을 의심해야 하는 징후들**

    － 큰 소리에도 놀라지 않는다.

    － 생후 6개월 이후 소리가 나는 방향으로 고개를 돌리지 않는다.

- 만 1세가 될 때까지 /다다/, /마마/ 등의 옹알이 등을 말하지 못한다.
- 아이를 보면서 이름을 부르면 고개를 돌리나, 보이지 않는 곳에서 이름을 부를 때 고개를 돌리지 않는다.

  : 이는 간혹 아이가 집중을 하지 않는다고 생각할 수도 있지만, 아이가 심하지 않는 난청이 발생하여 이러한 상황이 생길 수도 있음을 염두해 두어야 합니다.

- 어떤 소리는 듣는 것 같고 어떤 소리는 듣지 못하는 것 같다.

● 유소아에서 난청을 의심해야 하는 징후들

- 말, 언어 발달이 또래에 비해 지연되는 경우
- 발음이 분명하지 않은 경우, 어눌한 경우
- 지시, 명령을 정확하게 따르지 못하는 경우, 간혹 집중을 하지 못하는 것처럼 보이거나 무시하는 것 같이 보이는 경우
- 종종 "어?"라고 말하곤 한다.
- TV 볼륨을 너무 크게 하고 듣는다.

아이들을 성장하면서 신체연령에 맞게 언어도 발달되어야 합니다. 예를 들어 생후 4개월 경에는 옹알이를 시작하고, 생후 1세경에는 엄마, 아빠 등 단어를 말하기 시작하고, 만 2세경에는 단어와 단어를 붙여 문장을 만들 수 있게 됩니다. 이러한 언어 발달을 통해 아이는 놀이와 학습, 의사소통이 가능하고 교육이 가능해집니다. 그러므로, 또래보다 언어 발달이 늦는다는 것은 또래와의 놀이와 의사소통 또한 어려워지고 사회성과 교육이 어려워지므로 항상 연령에 맞는

언어 발달이 되고 있는지 확인하세요(제3장의 '정상적인 듣기 발달 체크리스트'를 참조해 주세요).

●●● 난청 위험인자가 있는 경우

신생아청각선별검사에서 양호 판정을 받았더라도 난청 위험인자를 가지고 있는 경우제1장 참조 성장하면서 진행성 또는 지연성 난청이 발생할 수 있습니다. 위험인자에 따라 아이의 청력정도와 가족력 등을 고려하여 초등학교 입학 전까지 6개월에서 1년마다 이비인후과에 방문하여 청력검진을 시행하여 아이의 청력이 계속 양호한지를 확인해 주시는 것을 권장합니다.

Q&A

자주하는 질문과 답변

Q | 유치원이나 학교를 가기 전에
난청 자녀를 위해 준비할 것은 무엇인가요?

A | 규모가 큰 유치원이나 초등학교 생활을 하게 되면 소음이 있는
교실, 공명이 있는 체육관, 현장학습 등 여러가지 환경에서 아
이가 학습하고 놀이수업 등을 통해 친구와 선생님과 소통을 해
야 합니다. 난청 아동들은 보청기나 인공와우를 착용하면 정상
에 가까운 보정 청력을 가지게 되지만, 보청기와 인공와우도 모
두 전자 제품이기 때문에 건전지가 소모되거나 고장이 나는 경
우, 과격한 운동과 놀이로 인해 잃어버리는 경우 등 예상하지
못한 상황에 처할 수 있습니다. 또한, 난청 아동을 경험하지 못
한 담임 선생님은 난청에 대한 기본 지식이 없으실 수 있으므로
어떻게 하는 것이 난청 아동에게 도움을 주는 것인지 잘 모르실
수 있습니다.

이를 위해 대한청각학회에서 "난청아동의 원활한 학교생활을 위한 학교제출용 서식지, 교사를 위한 보청기와 인공와우 안내지"를 제작하였으며 이를 담당 이비인후과 의사 선생님께 요청하셔서 소견서를 받으신 후 3월 새학기가 시작될 때 담임 선생님께 제출하시는 것을 추천합니다(대한청각학회: https://www.audiosoc.or.kr).

간단히 서식의 내용을 설명드리면, 우선 '아동의 가정 내 듣기 정도 평가지'라는 일명 'CHILD 서식지'를 부모님께서 먼저 작성하셔서 의사 선생님께 드립니다. 의사 선생님께서 CHILD 서식의 내용과 청력검사와 언어평가결과를 기준으로 자녀의 난청 특징에 대한 교육적 권고사항과 의견서를 기재해주실 겁니다. 또한, 아이가 보청기나 인공와우를 착용하고 있다면 해당 기기에 대한 일반적인 사항에 대한 것을 1장으로 정리하여 같이 드리도록 되어 있습니다. 이를 적극적으로 이용하십시오. 자리배치나 소음이 있을 때와 없을 때 어떻게 학습을 위해 도움을 주실 수 있는지 자세히 나와 있으므로 도움이 되실 것입니다. 또한, 아이가 보청기나 인공와우를 착용한 것을 창피하게 생각하지 않도록 부모님께서 먼저 아이에게 학교에 입학하기 전부터 보청기나 인공와우는 안경이나 스마트폰처럼 나를 도와주고 편리하게 해주는 고마운 기기라는 생각을 가지도록 하고 이를 친구들과 담임 선생님께도 잘 말씀드려 주시는 것이 중요합니다.

또한, (사)한국난청인교육협회 등의 청각장애 이해교육을 신청할 수 있습니다. 교사 및 학급을 대상으로 하는 청각장애 이해교육은 아이들의 원활한 유치원, 학교 생활에 큰 도움이 될 것입니다.

대한청각학회 서식 2018-3-1

Children's Home Inventory for Listening Difficulties (CHILD)
아동의 가정 내 듣기 정도 평가지

아동 이름: _____ 생년월일: _____ 년 ___ 월 ___ 일 작성자(관계): _____ 작성일: _____ 년 ___ 월 ___ 일

귀하의 아동(만 8세 이상)에게 아래와 같은 상황을 시도해 보거나, 그와 같은 상황에서 아동이 어떤 반응을 보였는지 떠올려 보십시오. 아동마다 명확하게 듣고 이해하는 데 어려움을 느끼는 상황이 있습니다. 아래 15 가지 듣기 상황에 따라, 우측에 있는 '이해 수준 척도'를 참고하여 아동의 능력에 가장 근접한 점수를 각 문항의 네모 안에 기입해 주십시오. 아동의 듣기 능력을 평가하는 일은 쉽진 않지만, 성심껏 응답해 주시기 바랍니다.

▷ 듣기 상황

1. 당신은 아동 옆에 앉아서 함께 책을 보거나, 눈앞에 있는 무언가를 이야기합니다. 이때 친숙한 단어를 사용하면서 평소와 같이 이야기하고 있습니다. 장소는 조용한 곳이고, 아동은 당신의 얼굴을 보지 않고 있습니다. 아동이 당신의 말을 듣고 이해하는 정도는 어떠합니까?

2. 가족끼리 집 또는 조용한 식당에서 식사를 하고 있습니다. 당신은 테이블을 두고 아동과 마주앉아 친숙한 주제나 사건에 대해 몇 가지 질문을 합니다. 아동이 당신의 말을 듣고 이해하는 정도는 어떠합니까?

3. 아동은 자신의 방 안에서 얌전히 놀고 있는데 당신이 방안에 들어와 말을 건네거나 무언가를 묻습니다. 그전에 아동의 이름을 부르거나 주의를 끌지 않았을 때 아동이 당신의 말을 듣고 이해하는 정도는 어떠합니까?

4. 아동과 함께 생방송 TV쇼 또는 영화를 보고 있습니다. 당신은 TV 쇼에서 오가는 대화내용이 무엇에 관한 것인지 또는 무슨 일에 대한 것인지를 아동에게 묻습니다. (처음 보는 내용이며, 자막은 없습니다.) 아동이 TV 또는 영화에서 사람들이 말하는 것을 듣고 이해하는 정도는 어떠합니까?

5. 아동이 실내에서 친구 또는 형제자매와 놀고 있을 때, 당신은 아동이 다른 아이로부터 무언가를 해주길 요청 받는 것을 보았습니다. 아동이 다른 아이의 말을 듣고 이해하는 정도는 어떠합니까?

6. 아동이 TV를 보거나 시끄러운 장난감을 갖고 놀 때 당신이 방에 들어와 아동의 주의를 끌지 않고 바로 말을 겁니다. TV나 장난감으로 시끄러운 가운데 아동이 당신의 말을 듣고 이해하는 정도는 어떠합니까?

7. 아동은 다른 방에 있어서 당신을 볼 수 없는 상황입니다. 당신이 아동의 이름을 부를 때, 아동은 그것을 알아채는 데 어려움이 있습니까?

이해 수준 척도
(Understand-O-Meter)

8 매우 잘 이해함
모든 말을 듣고 이해합니다.

7 잘 이해함
가끔씩 말을 부분적으로 놓치기도 하지만 모두 듣고 이해합니다.

6 보통으로 이해함
거의 모든 말을 들으며 보통 모두 이해합니다.

5 양호하나 때때로 잘못 이해함
거의 모든 말을 듣지만 가끔 내용을 잘못 이해합니다.

4 절반 이상 정도로 이해함
대부분의 말을 듣지만 내용의 이해 수준은 절반을 넘는 정도입니다.

3 절반 이하 정도로 이해함
말을 듣기는 하지만 내용을 절반도 이해하지 못합니다.

2 대부분 이해 못함
가끔 바로 이해하지 못하고 메시지의 대부분을 놓칩니다.

1 전혀 이해 못함
뭐라고 말하는지 전혀 모르며 모든 메시지를 놓칩니다.

[대한청각학회 홈페이지내 '난청아동을 위한 학교제출용 서식지']

8. 당신은 알람시계를 사용해서 아동이 정해진 시간에 일어나도록 합니다. 알람시계가 울릴 때 아동이 그것을 듣고 끄는 일에 어려움이 있습니까? 만약 알람을 사용하지 않는다면, 아동을 건드리거나 흔드는 일 없이도 아동은 목소리만 듣고 일어나는 데 어려움이 있습니까?

9. 당신은 아동이 집안에서 여러 명의 아이들과 무리지어 노는 것을 지켜보고 있습니다. 시끄러운 상황(생일파티 등)에서 아동이 다른 아이들의 말을 듣고 이해하는 정도는 어떠합니까?

10. 조부모나 가족, 친구가 전화로 아동에게 무언가를 말하고 싶어 합니다. 아동은 전화기를 통해 들리는 말을 듣고 이해하는 정도는 어떠합니까?

11. 당신은 아동이 밖에서 다른 아이들과 놀고 있는 것을 지켜보고 있습니다. 아동은 자신과 떨어져 있는 아이들이 하는 말을 듣고 이해하는 정도는 어떠합니까?

12. 당신은 아동과 함께 붐비는 상점이나 마트에 갑니다. 아동이 무언가를 보고 있을 때 당신이 아동의 뒤에서 질문을 합니다. 아동이 당신의 말을 듣고 이해하는 정도는 어떠합니까?

13. 당신은 아동과 함께 넓은 방안에 들어가서 제법 거리를 두고 (방 양 끝단에서) 말합니다. 아동이 당신의 말을 듣고 이해하는 정도는 어떠합니까?

14. 당신은 뒷좌석에 아동을 태우고 운전하고 있습니다. 당신이 뒷좌석에 있는 아동에게 무언가를 말하거나 질문할 때, 아동이 차 안에서 당신의 말을 듣고 이해하는 정도는 어떠합니까?

15. 당신은 조용한 장소에서 아동과 마주앉아 대화를 나누거나 아동에게 질문을 합니다. 아동이 당신의 말을 듣고 이해하는 정도는 어떠합니까?

이해 수준 척도 (Understand-O-Meter)

8 매우 잘 이해함
모든 말을 듣고 이해합니다.

7 잘 이해함
가끔씩 말을 부분적으로 놓치기도 하지만 모두 듣고 이해합니다.

6 보통으로 이해함
거의 모든 말을 들으며 보통 모두 이해합니다.

5 양호하나 때때로 잘못 이해함
거의 모든 말을 듣지만, 가끔 내용을 잘못 이해합니다.

4 절반 이상 정도로 이해함
대부분의 말을 듣지만 내용의 이해 수준은 절반을 넘는 정도입니다.

3 절반 이하로 이해함
말을 듣기는 하지만 내용을 절반도 이해하지 못합니다.

2 대부분 이해 못함
가끔 바로 이해하지 못하고 메시지의 대부분을 놓칩니다.

1 전혀 이해 못함
뭐라고 말하는지 전혀 모르며 모든 메시지를 놓칩니다.

▷ 상황에 따른 듣기 어려움 정도

듣기 상황	C.H.I.L.D 해당 검사 문항의 점수 기입	총 점수	평균
조용한 상황	1 + 2 + 3 + 15 = + + +		
소음 상황	6 + 9 + 12 + 14 = + + +		
먼 거리 상황	7 + 11 + 13 = + + +		
사회적(공동체) 상황	5 + 9 + 11 = + +		
미디어(TV) 상황	4 =		

Modified version 2018 in Korean form one of Karen L. Anderson & Joseph J. Smaldino, 2000, redesigned 2011.in US.

[대한청각학회 홈페이지내 '난청아동을 위한 학교제출용 서식지]

청력손실에 따른 어려움 및 교육적 권고사항 (학교제출용)

아동이름:　　학교명:　　학년:　　검사기관/검사자:　　/　　검사일:　년　월　일

일측성 청력손실		
예상되는 의사소통의 어려움	예상되는 사회적 영향	권고되는 교육적 환경조성 및 서비스 제공
• 아동은 소리를 들을 수는 있지만 작은 소리 또는 화자와의 거리가 먼 경우의 상황에서 말소리를 이해하는 데 어려움 느낄 수 있으며, 특히 안 좋은 쪽 귀가 화자를 향해있을 때 더 어렵습니다. • 한쪽 귀 만으로는 일반적으로 소리나 목소리의 방향을 분별하는데 어려움을 나타낼 것입니다. • 일측성 청력손실은 소음 또는 강당에서처럼 소리가 반향되어 울려퍼지는 잔향음이 존재하는 환경에서 말소리를 이해하는 데 더 큰 어려움을 나타낼 것이며, 특히 좋은 쪽 귀가 소음이 있는 쪽을 향해있는 상태에서 안 좋은 쪽 귀가 교사를 향해있을 때 어려움을 나타낼 것입니다. • 안 좋은 쪽 귀로 들리는 작은 말소리를 탐지하거나 이해하는데 어려움을 나타내며, 특히 그룹 토론 상황에서 어려움을 나타냅니다.	• 아동은 조용한 상황과 소음 상황에서 말소리를 이해하는 데 불일치를 보이므로 선택적 듣기를 하는 것으로 버릇없이 보이거나 산만한 아이로 오인받거나 비난 받을 수 있습니다. • 아동은 소음 하의 협동적 학습 또는 쉬는 시간의 상황에서 말소리 이해에 어려움을 느낄 때, 사회성 문제가 나타날 수 있습니다. • 또래 대화를 오해할 수 있고, 거절이나 조롱당할 수 있습니다. • 만약 교실이 시끄럽거나 음향적 환경이 좋지 않다면 말소리를 이해하기 위해 요구되는 노력으로 인해 더욱 피로감을 느낄 수 있습니다. • 부주의, 산만함이나 좌절감이 때론 행동 또는 사회성 문제와 함께 나타날 수 있습니다.	• 아동의 좋은 쪽 귀가 교사나 화자를 향하도록 자리배치의 변화를 허용해 줍니다. • 양쪽 모두 정상청력을 가진 아동보다 교육적 어려움에 대한 위험도가 10배 더 크며, 일측성 청력손실을 가진 1/3에서 1/2의 아동이 상당한 학습 문제를 경험합니다. • 아동은 소음환경에 있는 유치원과 초등학교 1학년에서 종종 소리와 글자의 연합을 학습하는데 어려움을 보입니다. • 정기적인 교육적 및 청각학적 모니터링이 권고됩니다. • 일반적으로 저출력의 개인용 FM 시스템 또는 교실 내 음장 FM 시스템을 통해 이득을 얻을 수 있으며, 특히 저학년에서 이득을 많이 얻을 수 있습니다.(FM 시스템은 FM주파수를 이용하여 교사가 말하는 것을 바로 보청기에 들려주는 장치입니다) • 청력손실에 따라 안 좋은 쪽 귀의 보청기 착용으로부터 이득을 얻을 수 있습니다. • 교사가 일측성 청력손실이 듣기 및 학습에 미치는 영향에 대해 인지하고 학생에게 필요한 자료와 자리배치, 필요한 학습 방식 제공에 따라 아동의 학습에 대한 습득정도와 사회성이 달라지므로 이에 대한 교사의 학습과 이해가 필요합니다.

전문가 조언:

아동의 교육 프로그램에 다음 사항들을 고려해주십시오.

__ 교사와 가까운 자리배치　　　　__ 정기적인 청력검사(개월마다)　　　　__ 청각보장구 모니터링
__ 이비인후과에서 청력검진　　　　__ 청력손실 예방을 위한 소음으로부터의 귀 보호　　　　__ 교육적지원서비스/평가
__ 말, 언어능력 선별 및 평가　　　　__ 노트필기, 자막 및 시각자료 제공　　　　__ FM 시스템 시범 착용
__ 교육청각전문가와의 상담　　　　__ 전농 혹은 청력손실이 있는 다른 아동과의 정기적 만남
__ 매학기 교사와 아동 대상 SIFTER 및 LIFE 검사 등을 통한 교육적 모니터링 실시

NOTE: 모든 아동들은 적절한 교육을 받기 위해 교사의 구어 지시를 충분히 따를 수 있어야하며, 학급 내 또래 아동들과의 의사소통이 요구됩니다. 청력손실로 인한 교사와의 거리, 교실 내 소음 및 동털어짐은 교사의 구어 지시사항에 대한 이해에 어려움을 나타낼 수 있습니다. 적절한 교실음향학적 고려, 시각자료의 활용, FM 시스템의 사용, 수어, 수업내용 필기 도움, 의사소통 파트너 등은 교사의 지시사항에 대한 이해력을 증진시킵니다. 주기적인 청능평가, 체계적인 보장구 점검, 및 교사의 지시사항에 대한 이해도 및 학급 내 전반적인 수행력에 관한 정기적 확인이 필요합니다.

[대한청각학회 홈페이지내 '난청아동을 위한 학교제출용 서식지]

학교에서 난청 아동의 의사소통 향상을 위한 의견서: 학교제출용
(Suggestions for improving school communication of children with hearing impairment : for school use)

아동이름:　　　　　학교명:　　　　　　학년:　　　　　검사일:　　년　월　일

검사기관명:　　　　　　　　전문가명:

1) 아동이 '어른' 또는 '친구'와 대화를 할 때 사용하는 주된 의사소통 방식

● **조용한 환경인 경우:** ☐ 주로 청각을 이용　　☐ 청각(주)+시각(보조, 입모양을 읽음)
　　　　　　　　　☐ 청각과 시각을 동격으로 이용　☐ 시각(주)+청각(보조)　☐ 시각에만 의존

● **소음이 있는 환경인 경우:** ☐ 주로 청각을 이용　　☐ 청각(주)+시각(보조, 입모양을 읽음)
　　　　　　　　　☐ 청각과 시각을 동격으로 이용　☐ 시각(주)+청각(보조)　☐ 시각에만 의존

2) 아동이 학교생활에서 잘 듣고 이해하는데 도움을 줄 수 있는 방법 제안

☐ 아이와 가까운 거리(말하는 사람의 입모양이 보이는 위치)에서 천천히 말씀해주세요.

☐ 소음이 있는 환경(현장학습, 운동장이나 강당의 체육수업 등)에서 멀리 들리는 말은 알아듣기 어려울 수 있으니, 이러한 어려움을 이해하고 도움을 줄 수 있는 친구와 같이 다니도록 하거나, 선생님의 도움을 받을 수 있도록 해 주세요.

☐ 선생님께서 얼굴을 보여주지 않고 말씀하실 때, 아이는 중요한 단어를 놓치거나 잘못 알아들을 수 있습니다. 미리 유인물을 주시거나 자막이 있는 동영상을 같이 보여주세요.

☐ 아이가 FM 시스템을 잘 이용할 수 있도록, 불편하시더라도 FM 시스템의 마이크(송신기)를 착용하시고 수업해주세요.

☐ 아이의 ＿＿＿ 쪽(청력이 더 좋은 귀)에서 아이가 들을 수 있도록 말해주시고, 자리를 배치하여 주세요.

☐ 아이가 계속 보청기/인공와우를 착용할 수 있도록 친구들의 협조를 독려하고 격려해주세요.

☐ 기타 제안:

3) 추천하는 아동의 학급 자리배치: 원활한 의사소통을 위해 추천하는 자리에 'O표'를, 절대 앉지 말아야 하는 자리에는 'X표'를 표시해주세요.

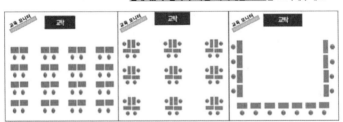

■ 용어설명 **1) 청력단위:** 청력검사 기기에서 들려주는 소리의 강도를 청력의 점수 단위, 데시벨(dB)로 사용하며, 청력손실이 심할수록 더 큰 강도의 소리를 제시해야 들을 수 있다는 것을 의미하며, 데시벨 수치가 클수록 청력손실이 심함을 말한다. **2) 청력손실 정도:** 정상(0~15dB), 미도 (16~25dB), 경도(26~40dB), 중도(41~55dB), 중고도(56~70dB), 고도(71~89dB), 심도, 농(90dB~). **3) 보청기:** 소리에너지를 전기에너지로 변화하고, 그 것을 증폭하여 다시 소리 에너지로 변환하여 고막에 전달하는 장치. 단, 청신경의 기능이 남아 있어야 보청기를 이용하여 소리를 들을 수 있다. **4) 인공와우:** 고도, 심도의 청력손실이 있어 보청기만으로 한계가 있는 경우 수술을 하여 달팽이관 안에 전선을 이식하여 청신경에 직접 소리를 들려주는 기기를 말한다. **5) FM 시스템:** 소음환경이나 울림이 심한 공간, 멀리서 전해지는 소리를 들을 때 보청기와 인공와우를 착용하더라도 어려움이 있을 수 있기 때문에 이용하는 장치로 마이크로폰에 선생님께서 이야기를 하시면 아이의 보청기나 인공와우의 수신기에 바로 1미터 안에서 말하는 것 처럼 분명하게 들리도록 하는 기기이다.

[대한청각학회 홈페이지내 '난청아동을 위한 학교제출용 서식지]

Q | **우리 아이가 일반유치원과 특수유치원을 선택할 때 어떤 기준으로 하면 좋을까요?**

A | 전국적으로 청각장애 특수교육기관은 10여곳 남짓입니다. 그나마 없는 지역도 있어서 선택의 폭이 그리 넓지는 않습니다. 하지만 언어, 듣기, 인지가 떨어지거나 아이들의 행복, 청각장애만의 특별한 교육을 원해서 특수유치원을 선택하는 경우도, 통합 교육의 목적을 위해서 일반 교육기관을 선택하는 경우도 정답은 없습니다.

특수유치원을 선택하는 경우는 아이의 언어, 듣기, 인지의 어려움으로 일반 환경에서 수업이나 놀이 활동을 할 때 어려움이 있을 것으로 예상되는 경우, 좀 더 특별한 지원 방법으로 교육을 받고자 하는 경우에 선택하게 됩니다. 청각장애를 전문으로 하는 특수유치원의 경우 보장구에 대한 정보나 어떻게 청각장애 아이들에 대한 특수교육을 할 것인지에 대한 노하우를 다양하게 가지고 있는 경우가 많습니다. 단, 청각장애 아이들의 통합 교육 비율이 늘면서 등원하고 있는 아이들의 수가 일반 유치원에 비해서 상대적으로 적어서 사회성이 떨어지지 않을까 걱정하거나 혹은 수어의 노출이 상대적으로 많아 언어를 배우는 데 어려움을 겪지 않을까 염려하는 부모들도 많습니다.

같은 언어 능력, 듣기 수준을 가진 아이라고 하더라도 부모의 욕구나 아이의 상황에 따라서 다른 선택을 하게 되기도 합니다. 따라서 가족간의 충분한 논의와 언어재활사, 청각사, 의사 등 전문가와의 상담을 해보는 것이 필요합니다. 아이가 다니게 될 특수교육기관이나 일반 교육기관을 직접 찾아가 아이의 상황을 설명하고 부모와 아이가 다니기에 무리가 없는 기관인지 상담해보는 것도 필요합니다.

아이들이 교육기관을 다닌다는 것부터가 많은 준비가 필요한 일입니다. 어떤 곳이든 교육기관을 선택한 후에는 담임선생님을 비롯한 교육 전문가들과 협의하면서 아이의 듣기 상황은 어떤지, 교육내용에 대한 이해도는 어떤지 확인하는 과정은 반드시 필요합니다.

Q | 농구 축구 아이스하키 등 과격한 운동이 가능한가요?

A | 인공와우나 보청기의 경우 보장구를 착용하고 일상적인 운동은 충분히 가능합니다. 그리고 운동을 직업으로 하고 있는 사람이 있을 정도로 보장구를 착용했다고 해서 운동을 할 수 없는 것은 아닙니다.

하지만 인공와우의 경우는 내부 장치에 대한 수술을 한 상태이기 때문에 외부 장치는 물론 내부 장치에 대한 충격이 이루어져서는 곤란하기 때문에 특별한 주의가 필요합니다. 특히 해드피스 부분에 큰 충격이 생기면 붓게 되고 염증이 생기게 되어서 인공와우를 착용하지 못하는 경우도 생기게 됩니다. 재수술을 해야 되는 불가피한 상황이 생겨서는 안될 것입니다.

보청기를 착용하더라도 에바스 등 청력이 떨어질 가능성이 있는 경우에는 외부 충격에 주의해야 합니다. 따라서 보장구를 착용했다고 해서 운동을 할 수 없는 것은 아니지만 운동을 할 때 주의해야 합니다.

무엇보다 아이들의 귀와 같은 중요한 기계라는 점에서 다치거나 손상이 일어나서는 안된다는 점은 아무리 강조해도 지나치지 않습니다. 아이들이 인공와우나 보청기를 끼고 운동을 해야 할 경우에는 고정핀이나 테이프 등을 활용해서 잘 고정하도록 하는 것이 중요합니다. 아울러, 아이들이 좀 더 자라면, 인공와우나 보청기가 충격에 약하다는 점을 미리 알려주어서 스스로도 주의하도록 하는 것도 필요합니다.

특별한 사례

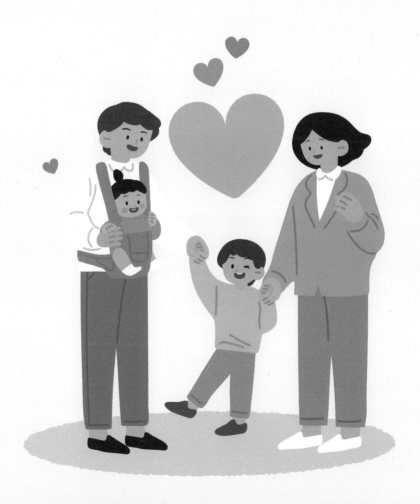

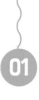

인공와우 :
내이 기형, 중복장애 등 매핑 사례

인공와우 수술 후 말지각 능력을 최대로 향상시키는 것이 매핑 전문가의 목표인데 매핑을 하다보면 말지각 발달이 상당히 느린 경우들이 있습니다. 예를 들어, 다운증후군Down syndrome, 와텐버증후후군Waardenburg's syndrome, 크루존증후군Crouzon's syndromne, 차지증후군CHARGE syndrome, 누난증후군Noonan syndrome과 같은 증후군이 있는 경우와 발달장애 및 뇌성마비와 같이 중복 장애가 있는 경우 그리고 마지막으로 달팽이관 기형 및 청신경 기형과 같이 내이기형이 있는 경우입니다. 이런 경우에는 말지각 발달이 다른 아동들에 비해 매우 느리게 발달할 수 있기 때문에 매핑 전문가들은 이 질환들의 특성에 대해 파악을 잘 하는 것이 필요합니다. 이중에 임상 현장에서 자주 볼 수 있는 내이기형과 발달장애 아동의 특성 및 매핑 특성에 대해 살펴보도록 하겠습니다.

내이기형은 달팽이관에 기형이 있는 와우 기형과 청신경이 지나가는 경로인 내이도가 좁아진 내이도 기형을 말합니다. 달팽이관에 기형이 있는 와우 기형은 선천성 감각 신경성 난청 아동 가운데 20%에서 나타날 수 있습니다(Sennaroglu, 2002). 또한 청신경은 안면 신경, 전정 신경 그리고 와우 신경으로 구성되어 있는데 청신경이 지나가는 경로인 내이도가 좁아진 경우 안면 신경이 다른 신경과 붙을 가능성이 높아서 수술 난이도가 높으며 성공적인 수술에도 불구하고 해부학적 특성으로 인해 말지각 발달에 한계가 있을 수 있습니다.

달팽이관 기형을 발생학적 기원에 근거하여 분류하면 다음과 같습니다(Jackler, 2000). 임신 후 세포 분열이 3주에 멈추면 Michel deformity가 되고, 4주에 발달이 멈추면 공동강 기형이 되고 5주에 발달이 멈추면 달팽이관이 전혀 없는 와우무형성증cochlear aplasia이고 7주에 발달이 멈추면 몬디니 기형이 발생한다. 또한 Sennaroglu 등(2002)은 달팽이관을 불완전 분할IP1, 2로 구분을 하였는데 주로 공통강 기형을 상세하게 분류한 것입니다. 또한 내이도협착을 확인하기 위해서는 CT를 찍어보아야 하고 청신경 유무를 파악하기 위해서는 MRI를 찍어보아야 합니다. 내이도협착증narrow IAC (Internal Auditory Canal)은 정상보다 내이도가 좁아진 경우를 말합니다. Fattepekar(2000)에 의하면 정상인들의 내이도 폭은 2.13 mm인데 Narrow IAC 폭은 1.82 mm 이하입니다. 또 Stjerhoml and Muren(2002)에 의하면 정상인의 폭은 2.58 mm이고 내이도 폭이 1.4 mm 이하이면 내이도가 좁은 것이라고 하였습니다. 이와 같이 내이도 폭이 좁은 경우에는 청신경 숫자가 적을뿐더러 청신경이 심하게 압축될 수 있기 때문에 인공와우 효과가 매우 제한적일 수 있습니다.

이럴 경우 매핑을 하는 데 있어서 매우 신중을 기해야 합니다. 달팽이관 기형과 내이도 기형이 있으면 소리 자극을 뇌로 전달하는 데 제한적일 수 있기 때문에 기형이 없는 아동에 비해 소리 자극이 크게 들어가야 합니다. 본 저자의 임상 경험에 의하면 코클리어의 경우 C level은 180-220 CL 정도이고 자극 폭은 50-75 μs로 기형이 없는 아동들보다 자극 세기가 더 큰 것을 알 수가 있었습니다. 만약 이와 같이 기형이 있는 아동에게 소리 자극 크기가 작으면 소리 전달이 잘 이루어지지 않기 때문에 말지각 발달을 향상시키는 데 어려움이 있고 또 너무 과하게 자극 세기가 크면 눈떨림과 같은 부작용이 발생할 수 있기 때문에 매핑 전문가들은 특히 조심해서 매핑을 해야 합니다. 또한 아동의 듣기 상태와 발음 상태가 어떠한지를 정확히 파악해서 매핑을 조절해 주는 것이 필요하기 때문에 특히 기형이 있는 아동의 경우에는 가능하면 언어재활사와 함께 매핑을 실시하는 것을 권고합니다.

●●● 내이 기형 아동의 매핑 사례

5세 남아로 만 1세 때 Narrow IAC 진단을 받고 양이 수술을 하였습니다. 내부 기기는 코클리어의 CI422 였고 외부 기기는 N6를 착용하고 있었습니다. 인공와우 수술 한지 4년이 지났는데도 아동의 말지각 발달이 느리고 또 듣기 능력도 좋지 않아 매핑 의뢰가 되었습니다. 청력 검사를 실시한 결과 양이 모두 평균 50 dB 정도였고 입모양을 보여주지 않은 상태에서 듣기 확인 가능한 단어는 5개 미만으로 매우 적었습니다. 그리고 모음 및 자음을 산출할 때 비성을 포함하거나 고음도로 산출하는 상태였습니다. 그래서 먼저 임피던스를 통해 내부 기기를 점검했을 때에는 모든 전극이 정상으로 나왔고 NRT를 측정했을 때에는 모든 전극에서 청신경 반응이 측정되지 않았습니다. 그리고 C level은 182 CL, T level은 115 CL, PW는 37로 설정되어 있었습니다. 그래서 언어재활사와 함께 매핑을 진행하여 아동이 소리를 듣기에는 매핑 상태가 너무 작다는 것을 파악하였습니다. 그래서 먼저 PW를 37에서 62로 증가를 시켰고 C level은 200 CL, T level은 125 CL로 매핑을 다시 조절하였습니다. 그 후 일주일에 2~3회 언어치료를 실시하고 매핑을 3~4회 더 실시한 후 1년 뒤에 평가를 했을 때 입모양을 보여주지 않은 상황에서 듣고 따라할 수 있는 단어, 숫자가 많이 증가하였으며 조음 정확도가 상승하고 비음산출이 줄어들었습니다. 이 아동의 경우 그동안 소리가 너무 작아서 말지각 발달에 한계가 있었습니다. 그래서 PW를 37에서 62로 증가시킨 결과 소리를 편하게 들을 수 있게 되어 말지각이 향상되고 있습니다.

또한 말지각 발달이 제한적인 경우로는 발달장애를 가지고 있으면서 인공와우 수술을 한 아동입니다. 발달장애는 주의 집중을 잘 하지 못하고, 타인과 상호작용을 하지 못하며, 인지기능이 저하되는 경우가 많은 것이 특징입니다. 이런 아동들에게 소리 자극을 주고 반응을 유도하기 어려운 경우가 많이 있기 때문에 매핑을 할 때에는 언어재활사나 부모와 함께 실시하는 것이 효과적입니다. 그리고 발달장애가 있는 인공와우 아동을 매핑할 때 참조할 수 있는 자료가 많이 있는 것은 아닙니다. 그래서 임상 경험에 의하면 발달장애 아동의 경우, 소리에 대해 매우 민감한 반응을 보일 수 있기 때문에 C level이 160~120으로 매우 낮고 또 자극 폭도 25 μs가 많았으며 또한 민감도도 12보다 낮은 10으로 설정했을 때 반응을 더 잘 하는 것을 알 수 있었습니다. 그리고 이런 아동들은 말지각 발달이 느리기 때문에 초등학교 들어가기 전까지도 말소리를 듣고 이해하지 못할 수 있습니다. 따라서 발달장애 인공와우 아동을 정상 아동과 말지각 발달을 비교하여 실망하는 것은 금지해야 합니다. 따라서 아동의 발달 상태에 대해 이비인후과 의사, 매핑 전문가, 그리고 언어재활사와 상의하면서 인내심을 가지고 살펴보는 것이 필요합니다.

●●● 발달장애 아동의 매핑 사례

8세 여아로 만 1세때 인공와우 양이 수술을 하였습니다. 내부 기기는 코클리어의 CI422였고 외부 기기는 코클리어의 칸소Kanso를 착용하고 있었습니다. 그리고 최근에 발달장애 진단을 받았습니다. 하지만 수술한지 7년이 지났는데도 발화가 거의 이루어지지 않고 기기 착용을 계속 거부해서 본 저자에게 의뢰된 경우입니다. 청력 검사는 아동의 협조가 이루어지지 않아 할 수 없어서 말소리를 들려주고 어느 정도 수준에서 반응하는지를 검사하였을 때 30 dB 정도 수준에서 반응하였습니다. 그리고 정확하게 발화하는 단어는 5개 미만이었습니다. 그래서 아동의 매핑 상태를 살펴본 결과 내부 기기의 임피던스는 모든 전극이 정상이었고 NRT는 170 CL 수준에서 측정이 되었습니다. C level은 200 CL, T level은 170 CL, PW는 50으로 설정이 되어 있었습니다. 하지만 아동이 매핑에 협조가 되지 않아 어음처리기를 부착한 상태에서 소리 조절을 할 수가 없어서 아동이 평상 시 인공와우를 어떤 식으로 착용하는지에 대해 부모로부터 듣고 매핑되어 있는 상태와 아동의 상태를 비교해 보았습니다. 이 경우에는 NRT 반응이 170 CL에서 측정이 되는데 PW가 50으로 설정되어 있는 것은 너무 소리가 크기 때문에 아동이 계속해서 외부기기 착용을 거부할 수 있을것이라고 판단했습니다. 그래서 임의로 PW를 25로 내리고, C level은 180 CL, T level은 140 CL로 수정을 하였습니다. 그 후에 이 아동은 외부 기기 착용 거부 없이 하루 10시간 이상 착용하고 있으며 언어치료도 열심히 받고 있어서 발화되는 단어도 많이 증가하였다고 합니다. 이 아동의 경우에는 소리에 대해 무시하는 경향이 있었는데 아마도 그것을 소리를 못 듣는다고 생각하여 PW를 50까지 올린 결과 소리가 너무 크니까 기기 착용을 거부한 것이 아닌가 생각합니다. 인공와우를 수술한 아동 중에 발달장애가 있으면 소리에 대해 민감하게 반응하는 경우가 있거나 소리를 아예 무시하는 경향이 있다는 사실을 알고 아동의 상태를 파악해 가면서 적절하게 소리 조절을 해 주는 것이 필요하다고 생각합니다.

보청기 :
일측성 난청 등 보청기 적합사례

●●● 일측성^{편측성} 난청 아동의 특징

일측성난청^{한쪽 귀는 심도의 난청을 가지며 반대측 귀는 정상인 난청} 아동의 경우 1,000명당 1명 정도로 추산되며 이 수치는 학령기가 되면 뒤늦게 발생하는 전음성 일측성난청 및 다른 원인들에 의해 생기는 난청 수를 포함하면 3%에서 6.3%로 증가한다고 합니다^(Lieu, 2018).

과거에는 일측성난청에 대한 임상적 중요성을 인식받지 못하였는데요. 이는 한 쪽 귀가 정상인 영유아의 경우, 대부분 소리에 반응을 보이고 언어 발달에 큰 지체가 없어 보이기 때문입니다. 그러나 일측성난청 아동은 양쪽 귀를 통한 듣기 장점인 소음 상황에서의 어음 인지와 방향 분별이 잘 되지 않는 어려움이 있습니다^(Bess, 1986).

이러한 청각적 불리함으로 인해 또래 건청(양측 청력이 정상) 아동에 비해 청각과 관련한 삶의 질이 저하하고 신경인지발달, 언어와 문법 기술, 학업수행의 저조들을 보입니다. 소음상황에서 말소리의 방향이 어디인지 잘 알 수 없기 때문에 불러도 대답을 잘 못하거나 놓쳐서 다양한 듣기 작업을 해야 하는 경우 산만하다고 오인받거나 주의력, 집중력에 문제가 있다고 오해를 받기도 합니다. 낮은 학업성취도로 건청 아동에 비해 낙제율이 7~10배나 높다고 보고하고 있습니다 (Bess & Tharpe, 1984). 일측성난청이 있는 영유아 아동에서 어떻게 청각재활을 해야 하는지를 살펴보겠습니다.

●●● 일측성난청의 청각 재활

일측성난청의 보청기를 통한 청각재활 시 영유아의 경우, 방향 변별력 및 소음상황에 대한 어음인지력 향상에 대한 재활 치료에 대한 결과 보고가 뚜렷하지 않습니다. 이는 보청기를 착용하고 적응하는 정도가 50%도 미치지 못하기 때문입니다. 이미 한쪽 귀가 정상 청력이기 때문에 반대쪽 난청이 있는 귀에 보청기를 어릴 때부터 착용하는 것이 습관이 되지 않으면 추후 아이가 성장하여 수업의 제한을 느끼고 스스로 필요성을 느끼기 전까지는 잘 착용을 하지 않으려는 경향이 있습니다. 이러한 이유로 일측성난청 아동에 대한 보청기 착용에 대한 연구결과가 많지 않으며, 아직 일측성난청에 대한 청각재활의 정확한 가이드라인이 없는 실정입니다. 하지만 청각을 담당하고 있는 뇌는 한쪽 귀를 사용하지 않으면 해당 청각뇌도 발달하지 않아 출생 수년 후 보청기를 착용해도 효과가 없기 때문에, 최근에는 일측성난청이 고도 이상인 경우 해당 난청인 귀에 인공와우 수술을 양측 고도난청아와 마찬가지로 해야한다는 주장이 있습니다. 즉, 청각박탈의 부정적 영향을 피하기 위해서는 일측성난청의 경우도 적극적 보청기 사용을 고려해보아야 합니다. 생후 1년까지는 가까운 거리에서 양육자의 말소리를 듣게 되기 때문에 굳이 보청기 착용이 필요로 하지 않고, 유아가 걷기 시작하면 양육자와 떨어지면서 신호대잡음비SNR, signal to noise ratio 가 불리해지는 12개월 이후부터 보청기를 착용해주자고 하는 사람들도 있지만 청각피질 형성 및 신경가소성 등을 고려할 경우 난청을 확진 받게 되면 청력 정도와 난청의 유형에 따른 적절한 보청기제를 선택하여 가능한 조기에 사용하는 것을 고려해보아야 합니다.

● 일반적인 보청기

아동의 일측성난청 청력이 중등도의 경우에는 일반 보청기를 사용합니다. 일반적으로 '보청기 적합'은 앞서 언급한 절차를 통해 보청기 증폭량을 설정하여 보청기를 조절하고 정상귀로 들리는 소리와 보청기로 들리는 소리의 혼동과 왜곡을 최소화합니다. 이 때의 보청기의 목적은 정상 귀의 소리를 방해하지 않고 양쪽 귀로 소리를 자연스럽고 균형을 맞춰 조화롭게 조절하는 것입니다. 대여 보청기를 일정기간 사용해 보고 착용 효과들을 평가하여 보청기 지속 착용 여부를 확인합니다. 일반적인 양쪽 보청기 재활과 마찬가지로 적합 및 평가과정을 거치며 이를 통한 유소아 아동의 기기 적응을 위해서는 부모님의 보청기에 대한 인식과 착용시켜주려는 의지와 노력이 필요합니다.

● 크로스CROS, contralateral routing of sound 보청기

고도 이상의 난청일 경우는 일반 보청기 선택에 제한이 있습니다. 보청기는 기본적으로 남아있는 청신경을 이용하여 들을 수 있는 소리를 증폭시켜주는 기기입니다. 보청기를 착용한다고 모든 난청의 청력이 정상 청력범위0~25 dB로 들리지는 않습니다.

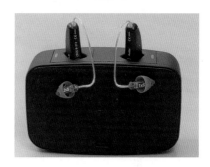

그림 8-1. **크로스 보청기**

고도난청은 일반 보청기로 충분한 이득을 얻기 어려울 수 있습니다. 청력 역치가 80 dBHL 이상인 경우 보청기로 충북한 이득을 주지 못하여 보청 청력이 음소를 지각할 수 없을 정도면 보청기를 착용해도 말소리 구분에 어려움이 있을 수 있습니다. 그래서 고도 이상의 일측성난청에서는 기존 일반적인 보청기와는 다른 방식을 사용하는 크로스CROS, contralateral routing of sound 보청기를 이용할 수 있습니다. CROS 보청기는 두 귀에 보청기 모양의 기기를 착용하며, 난청이 있는 귀에는 송신기를 착용합니다(그림 8-1). 송신기는 난청 귀에 들려오는 소리를 포착하여 이를 블루투스 방식으로 반대측의 청력이 정상인 귀로 넘겨주어 정상귀에서 소리를 듣도록 하는 방식입니다. 난청이 있는 쪽에서 말하는 소리를 인지할 수 있도록 해 주는 특수 보청기입니다.

CROS 보청기는 난청이 있는 쪽에서 나는 소리가 아이의 머리에 가려서 물리적으로 넘어오지 못해 정상귀에 덜 들리거나 안들리는 '가림효과head shadow effect'를 극복해 줍니다. 난청 귀에서 들려오는 소리를 들을 수 있으며 소리와 잡음이 난청이 있는 귀에서 들릴 때 효과적입니다. 그러나 소음이 정상인 귀에 들어오고 반대로 듣고 싶은 말이 난청귀에 들리면, 그 효과는 떨어지는 것으로 알려져 있습니다. 유소아 아동의 경우 효과 보고가 미비하고, 학령기 아동의 연구 보고에서는 소리의 위치를 파악하는 데 도움이 되지 않으나 앞 뒤의 소리를 듣는 것은 도움이 되었다고 합니다(Picou, 2020). 학령기에서도 그 순응도 정도가 50% 미만입니다. 어린 아동은 스스로 소리와 잡음의 최적 상황을 판단하기 어렵기 때문에 유소아 아동의 경우에 CROS 기기를 선택을 하는 데 있어 제한점을 고려하여 신중히 선택해야 할 것입니다. 주로 초등학교 고학년 이후 학업량이 증가하여 난청이 있는 쪽의 수업도 잘 들어야 하는 필요성이 있으며 본인의 의지가 있을 때 유용합니다.

● 골전도 보청기 BAHA, Bone anchored hearing aid

골전도 보청기는 또다른 시
스템의 하나로써 일측성 고도 난
청에서 적용해 볼 수 있습니다.
적용 방식은 수술을 통해 두개골
에 티타늄 소재의 임플란트를 이
식하여 보청기를 연결하거나, 부
드러운 헤드밴드 headband에 보
청기를 꽂아 이마나 귀 뒤 뼈에

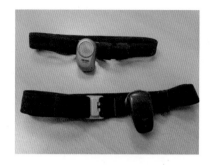

그림 8-2. **골전도 보청기 형태**

착용합니다. 최근에는 접착 종이를 이용하여 피부에 붙여 사용할 수
있습니다(Dahm et al., 2018). 임플란트는 일정한 두께가 있어 이식수
술을 위해서, 유소아에게는 적용할 수 없고 두개골 두께가 성장할 때
까지 기다립니다. 외이나 중이 염증으로 일반적인 보청기를 착용할
수 없을 때, 선천적으로 외이 기형이 있는 아동의 경우에 사용해 왔
으나, 골전도 보청기도 CROS 시스템과 매우 유사한 이점이 있어 일
측성 고도 난청에도 골전도 보청기를 적용해 볼 수 있습니다. 실제로
CROS 및 골전도 장치의 결과가 일측성난청에 있어 매우 비슷한 것으
로 보고하고 있습니다(Snapp, 2017). 골전도 보청기는 처리하는 주파
수 범위가 넓지 않고 두개골 진동을 통해 소리가 전달되기 때문에 머
리에 기기가 잘 부착되어야 합니다. 장점은 외이도를 막지 않기 때문
에 귀의 폐쇄감이 많이 줄어듭니다. 어린 아동에게 있어 머리밴드를
사용하여 착용하기 때문에(그림 8-2) 이어몰드를 사용하는 보청기보
다는 착용 순응도는 좋습니다.

일측성난청에 있어 증폭의 목적은 보다 균형 있는 양이청을 형성하기 위해서 진단 이후, 적절한 보청기제를 선택하고 꾸준히 보청기기 착용을 통해 청각재활을 하여 아동의 듣기 발달을 증진시키는 것입니다. 지속적인 보청기 착용 상태를 확인하여 만약, 일반 보청기나 다른 기기를 통한 듣기 발달이 부족하다고 진단되면 10개월 이후에는 인공와우 수술을 통한 중재를 고려해 볼 수 있습니다.

● 보청기와 인공와우 동시 사용을 통한 양이 청각 재활

인공와우 수술은 양이 고심도 감각신경성난청의 12개월 이상 아동에게 적용가능 합니다. 최근 인공와우 수술 대상자의 나이가 보다 어려지고, 일측성난청의 경우에도 인공와우 수술을 고려하게 될 정도로 그 범위가 확대하고 있는 추세입니다.

한쪽 귀에 인공와우이식을 하고 반대측에는 보청기를 착용하는 경우를 '바이모달bimodal stimulation' 이라고 하는데요. 바이모달 청각재활에 대해 알아보겠습니다.

바이모달 청각재활을 선택하는 경우는 보청기를 사용할 수 있는 잔존 청력이 있는 경우 고려해볼 수 있습니다. 12개월 이후 보청기를 통한 언어 발달이 충분하지 않다면 인공와우 수술을 통해 보다 효과적일 것으로 예후를 판단하여 수술을 고려하며, 양측 청력이 동일하지 않아 70 dBHL 이상의 나쁜 쪽 귀는 인공와우 수술을 하고 반대측 좋은 귀는 보청기를 착용하는 경우 바이모달 청각재활 대상이 됩니다.

양이 인공와우 사용과 마찬가지로 바이모달 사용은 한 쪽 귀로만 인공와우 수술한 것에 비해 보청기를 착용한 귀의 청력을 활용하여 인공와우의 전기적 신호처리에서 부족한 음향학적 부분을 보완이 가능합니다(Ching et al, 2007). 특히 소음속에서 말을 지각하거나, 음악지각, 하향식 청각인지(Oh et al., 2016), 방향 분별(Gifford & Dorman, 2018) 등에서 향상을 보이며, 그 외에 보다 듣기 용이함(Schafer et al., 2011), 사회 활동에서 삶의 질 향상, 다양한 청각 정보 노출로 인한 언어 발달 촉진, 학업 증진 등의 효과가 있습니다(Nittrouer et al., 2012; Warren & Dunbar, 2018).

바이모달 착용 효과는 인공와우에서 처리하지 못하는 말소리의 기본 주파수fundamental frequency나, 말지각 단서에 영향을 주는 시간적 미세구조temporal fine structure의 특성을 보청기를 통해 음향적으로 전달하고 아울러 인공와우를 통해서는 청력 역치가 향상되고 주파수별 정보들을 통합할 수 있게 도와줍니다(Kong & Braida, 2011; Oh et al., 2016; Oh & Kim, 2014).

기기 적합 시기에 관련하여 인공와우 수술 후 인공와우 적응을 위한 별도의 시간이 필요합니다. 하지만 유소아에 있어 바이모달 적합 시 고려할 사항은 청각박탈을 경험하지 않도록 양이 귀의 기능을 가능한 유지시키는 것입니다. 인공와우의 전기적 자극이 청각경험으로 대뇌에 저장되고 기억될 때 까지는 시간이 걸립니다. 인공와우 적응을 위해서 보청기의 음향 자극을 배제하는 시간이 필요하지만 이미 보청기 소리 경험을 통해 언어 발달이 이루어지고 있는 아동이라면 보청기를 빼는 것은 공포스러운 일이 될 수도 있습니다. 어린이집을 등원하는 아동의 경우에는 인공와우와 함께 보청기를 반대측에 착용합니다. 그리고 집 안에 머무를 경우 한 달 가량은 인공와우만 사용하고 이후에는 하루 종일 바이모달 자극을 유지합니다. 언어치료 시에는 인공와우만 착용하고 언어 발달 추이를 살펴봅니다.

바이모달 청각재활은 인공와우 매핑을 통한 프로그램이 안정되고 최적화된 상태에서 보청기의 주파수 반응과 음량크기를 조율하여 양이 균형을 이룰 수 있게 합니다. 인공와우 쪽에서 들리는 음량과 비교하여 양이 듣기가 비슷하게 적절한 보청기 처방공식을 선택합니다 (Ching et al.,2007). 유소아의 경우 차이를 보고하기 어렵기 때문에 인공와우와 보청기 신호처리의 차이(Francart & Mc-Dermott, 2013), 양귀 간 소리 크기 및 주파수 반응의 불균형 등 다양한 요인을 고려하여 조절합니다.

체계적으로 보청기 적합을 하게 되면 바이모달 착용이 늘어나고, 양이 사용에 대한 효과 증진에 많은 도움이 됩니다. 향후 아동의 청력 추이 확인 및 언어재활, 적절한 보청기 적합 결과는 바이모달 사용자의 양이 인공와우 시술을 결정하는 중요한 근거가(Oh, 2019)됩니다. 따라서 바이모달 착용 중재를 위해서 전문가에게 최적의 적합 서비스 제공 및 지속적인 관리를 받는 것이 중요합니다.

●●● BAHA 골도보청기로 청각 재활을 시행한 양측 고도 전도성난청 아이

　생후 28개월의 남아가 출생 시 양쪽 소이증을 진단받았습니다. 난청이나 언어장애 가족력은 없었으며 임신 시 이상 소견없이 정상으로 건강하게 출생하였습니다. 출생 한 달 후 이비인후과를 내원하였으며 소이증 진단과 함께 청력 검사를 시행하였습니다. 외이도가 좁아 일반적으로 출생 시 시행하는 신생아청각선별검사를 할 수 없었습니다. 이후 시행한 정밀청력검사는 청성뇌간반응검사ABR와 청성지속성반응검사ASSR 였습니다. 두 검사 모두 헤드폰과 골진동을 통한 골전도를 검사하였습니다. 결과는 기도 역치는 양쪽 85 dBnHL, 골도 역치는 25 dBnHL 이었습니다. 생후 3개월 이내에 2회의 객관적 청력검사를 한 후 난청을 확진 받고 골전도 보청기BAHA를 처방받았습니다.

　골전도 보청기는 코클리어cochlear 사의 BAHA 5를 헤드밴드를 통해 이마에 착용하였습니다. 4개월 이후 운동발달 및 신체 발달이 정상적인 발달 상태를 보였습니다. 보청기를 착용하지 않을 때는 환경음에 대한 반응이 다양하지 않았으며, 말소리 자극에 대해서도 반응이 뚜렷하지 않았습니다. 초기 보청기 착용 시에는 기기 사용시간이 1~2시간 정도였으며 자주 기기를 빼거나 피드백 발생으로 기기를 빼고 있는 경우가 많았습니다. 생후 6개월 이후부터는 기기를 꾸준히 착용해 주었으며 8시간 이상 착용 후 8개월부터는 다양한 소리를 이해하고 옹알이가 꾸준히 증가하였습니다. 특히 "곤지곤지"와 같은 말소리 자극에 의미 있는 동작을 보여주었습니다.

생후 10개월부터 언어치료를 위한 부모교육을 받기 시작하면서 어머니를 통한 말소리 자극 및 언어치료를 받으면서 보다 청각 집중 및 기술들이 점진적으로 증가하였습니다. 2~3개월 간격으로 병원에 내원하여 보청기 착용 후의 음장에서의 청력 검사를 시행하였으며 12개월경에는 전 주파수에서 25~30 dBHL 가량의 보청기 청력 역치를 확인하였습니다. 연령별 시기에 따른 청력검사와 보청기 평가, 언어평가를 시행하고 있습니다. 현재 28개월인 아동은 보청기를 착용한 듣기 연령의 발달기술들이 신체 연령과 유사하게 따라가고 있습니다. 듣기와 말, 언어수준에 따른 언어치료와 보청기 점검을 지속적으로 받고 있습니다.

●●● 바이모달Bimodal 청각재활을 한 양측 고도 감각신경성난청 아이

만 3세의 여아로 신생아청각선별검사에서 양측 '재검refer' 판정받아 이비인후과에 내원하였습니다. 정밀청력검사로 이음향방사검사 OAE, 청성뇌간반응검사ABR, 청성지속반응검사ASSR을 시행하였으며, 신체진찰의 이내시경검사에서 외이도, 고막은 이상 없었습니다. 이음향방사검사에서 양이 모두 검사에 무반응을 보였고, 청성뇌간검사

ABR에서는 우측 80 dBnHL, 좌측은 90 dBnHL였습니다. 청성지속반응검사ASSR에서는 우측은 평균 75 dB, 좌측은 평균 85 dB의 역치였습니다. 생후 4개월경 양쪽 귀걸이형 보청기를 착용을 시작하였습니다. 생후 6개월부터 청능훈련을 사설 언어치료실에서 받기 시작했습니다. 생후 12개월 전까지 꾸준히 2개월 간격으로 보청기를 확인하고 청력검사를 시행하였습니다. 12개월경 시행한 시각강화검사VRA 상 우측의 기도 역치는 평균 70 dBHL였으며 좌측은 80~90 dBHL였습니다. 보청기 착용 후 역치는 평균 30 dBHL 수준이었으며 언어발달상 연령에 비슷한 결과를 보였습니다. 만 2세경 시행한 언어평가상 호전을 보였지만 발달 추이가 활발하지 않고 보청기 착용으로 언어발달상 충분한 자극을 받지 못하는 것으로 판단하여 좌측에 인공와우수술을 받았습니다.

인공와우 착용은 좌측 언어 발달에 상당한 도움을 주었으며 수술 후 한 달간 인공와우를 착용하고 집중적인 언어재활을 시행하였습니다. 낮 시간 동안 어린이집에서는 보청기와 인공와우를 같이 사용하고 집에서는 인공와우만 사용하였습니다. 언어치료실에서도 인공와우 적응 정도를 확인하여 어음처리기만으로 재활을 하였으며 한 달 이후부터는 하루 종일 우측은 보청기, 좌측은 인공와우를 사용하여 바이모달 방법으로 청각재활을 이어오고 있습니다.

초기 바이모달 방법 사용 시 좌측 어음처리기 착용을 거부하지 않았으나 우측 보청기를 빼는 것을 매우 거부하였습니다. 향후 바이모달 방법에 보다 친숙해지기 위해 보청기는 귀에서 빼는 대신 건전지를 분리하고 보청기를 낀 채로 한 달 가량을 보냈습니다. 이 후에는 양쪽 귀로 기기를 사용하여 바이모달 자극을 유지하였습니다. 인공와우 수술 후 6개월경에 시행한 음장 역치 검사에서는 우측 보청기 착용귀는 평균 30 dBHL, 좌측 인공와우 착용 귀는 20 dBHL으로 측정되었습니다. 현재 청각 및 말/언어 발달 및 의사소통 능력이 평균 발달연령에 맞게 성장하고 있습니다.

청각적 변동 사항을 점검하고 연령에 따른 전반적인 언어 발달 상태를 꾸준히 확인하는 과정은 필수적이며, 적절한 인공와우 매핑 및 보청기 조절 관리로 아동의 꾸준한 성장을 돕도록 해야합니다.

청신경병증^{청각신경병증} 사례

소리가 외이와 중이를 통해 내이의 와우로 들어오면, 와우의 유모세포가 반응을 하고, 유모세포에 연결되어 있는 청신경이 소리신호를 뇌의 여러 부분에 전달하여 소리를 듣도록 해줍니다. 그런데 청신경병증은 유모세포는 정상적으로 작동하지만, 내유모세포로부터 뇌간에 이르는 신경로에 청각전달장애가 발생하여 나타나는 질환입니다.

청신경병증은 소아의 영구적 난청 중 약 10%를 차지하는 것으로 알려져 있고, 원인으로는 원인미상, 유전적 요인, 조산, 과빌리루빈혈증, 저산소증, 선천성뇌기형, 이독성물질, 면역 및 감염성 질환 등이 언급되고 있습니다. 청신경병증은 75% 이상이 10세 이전에 발병하고, 2세 이하의 발생이 가장 많다고 알려져 있습니다. 청력저하 정도는 경도난청에서 심도난청까지 다양하게 나타나며, 어음명료도가 나쁘고, 다양한 청력검사 간의 연관성이 낮아서 치료 및 재활 방법을 결정할 때 순음청력검사나 청성뇌간반응검사 결과보다는 의사소통의 효율성을 더 고려해서 결정하게 됩니다. 청신경병증이 있는 경우 청성뇌간반응검사에서 반응이 저하되어 있지만, 이음향방사에서는 정상으로 나오고, 유희청력검사에서는 어느 정도 청력 반응이 있다고 나올 수 있습니다. 아래 검사결과는 2세 6개월 유아의 청력검사 결과로 뇌간청성반응검사에서는 반응이 없고, 이음향방사는 정상으로 나오며, 유희청력검사에서는 양측 50~60 dB에서 청력이 있는 것을 확인할 수 있습니다(그림 8-3).

청력이 자연 회복되는 빈도는 7~50%로 다양하며 영아기에 청각신경병증으로 잠정 진단된 경우에 12~18개월까지 청각뇌간반응이 정상 형태가 되면서 의사소통이 회복되는 경우도 있습니다. 이 때 회복이란 보청기가 필요없을 만큼 청력이 회복되어 정상적 언어 발달을 이루는 경우도 있고, 여전히 청각전달 과정에 문제가 있는 경우도 있습니다. 경도에서 중등도난청의 청신경병증은 보청기로, 심도난청에서의 치료는 인공와우이식수술을 하게 됩니다.

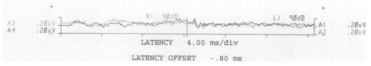

ABR: no response

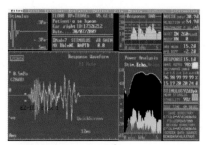

TEOAE: normal

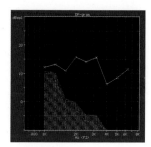

DPOAE: normal

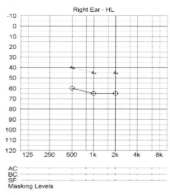

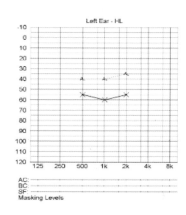

Play audiometry: (R) 65dB, (L) 55dB

그림 8-3. **청신경병증 아동의 청력검사결과의 예**

우리 아이가 난청 진단을 받았어요

– 이비인후과 의사, 청각사, 언어재활사가 함께 이 책을 펴낸 이유

다른 여러 검사들처럼 의무적인 검사라 해서 받은 신생아청각선별검사, 거기에서 재검refer이 나와서 대학병원에서 정밀 검사를 받아보라는 이야기를 들었다면, 자기 귀보다 더 큰 보청기를 껴야 한다면, 인공와우 수술을 해야한다면...

예전보다 난청을 알게 된 시간이 빨라지면서 아이의 출생이라는 기쁨보다 먼저 아이의 장애에 대해서 받아들여야 한다는 것은 너무 가슴아픈 일일지도 모릅니다. 기본으로 두 세 군데 이상 병원을 다니며 아닐거라는 희망을 품게 되기도 하고, 여러 이야기를 들으며 상처받고 충격을 받기도 합니다. 아이의 예쁨이나 밝음, 아이 그 자체보다 귀에 달린 보청기를 먼저 보고 '장애'라는 이름을 먼저 떠올려야 합니다. 아이가 듣지 못한다는 것이 속상하고 눈물이 나고 그래서 정말 아이를 잘 안아주어야 할 시기에 그것을 놓치게 되는 경우가 허다합니다.

아이들의 난청을 빨리 알게 되면서 병원을 찾는 일도 보장구를 착용하는 일도 인공와우 수술을 하는 일도 언어 재활하는 일도 빨리 시작된 것입니다. 그러다보니 수많은 부모들이 정보를 얻기 위해 노력하지만 그 또한 주먹구구식인 경우가 많습니다. 아이들 재활의 시작

은 바른 정보에서 시작됩니다. 아직도 여기저기에 많은 정보들은 부정확하고 자세하지 못해서 많이 안타까왔습니다.

어떤 것들보다 전문가들의 협업과 협진이 중요한 것이 난청이기에 이비인후과 의사, 청각사, 언어재활사가 모여서 서로의 분야를 의논하고 함께 머리를 맞대며 이 프로젝트를 기획하고 준비하였습니다. 난청 진단을 받고 혼란함과 막막함을 겪고 있을 0~36개월 부모들을 위해서 청력검사, 보청기, 인공와우 등 다양한 정보를 제공하고 더 나아가 앞으로 어떤 플랜을 가지고 나갈지를 담기 위해 고민하였습니다. 각 전문가들과 함께 책을 펴내고 앱과 홈페이지, 인스타그램 등을 통해서 부모들과 직접 소통에 나서는 최초의 시도라는 점에서 이번 프로젝트는 큰 의미가 있다고 생각합니다.

진정 우리 아이를 위해서는 이비인후과 의사, 청각사와 언어재활사를 비롯해서 더 나아가 아이를 둘러싼 모든 전문가가 함께 해야한다고 믿습니다. 이 작은 프로젝트가 출발점이 되어서 이후 난청 아이들의 성장과 부모들을 지원하는 일이 좀 더 구체적으로 실천될 수 있기를 기원합니다. 아울러 아이의 난청이라는 어려움과 힘겨움을 넘어서서 우리 아이들과 부모님들 모두가 건강하고 행복했으면 좋겠습니다.

2022년 5월

저자 **박수경, 이미소, 이수복, 장재진, 장지원, 탁평곤**